ズボラ 腎活《じんかつ》 だる抜け

だるいの原因は
腎だった！

漢方薬剤師・国際中医師
大久保 愛

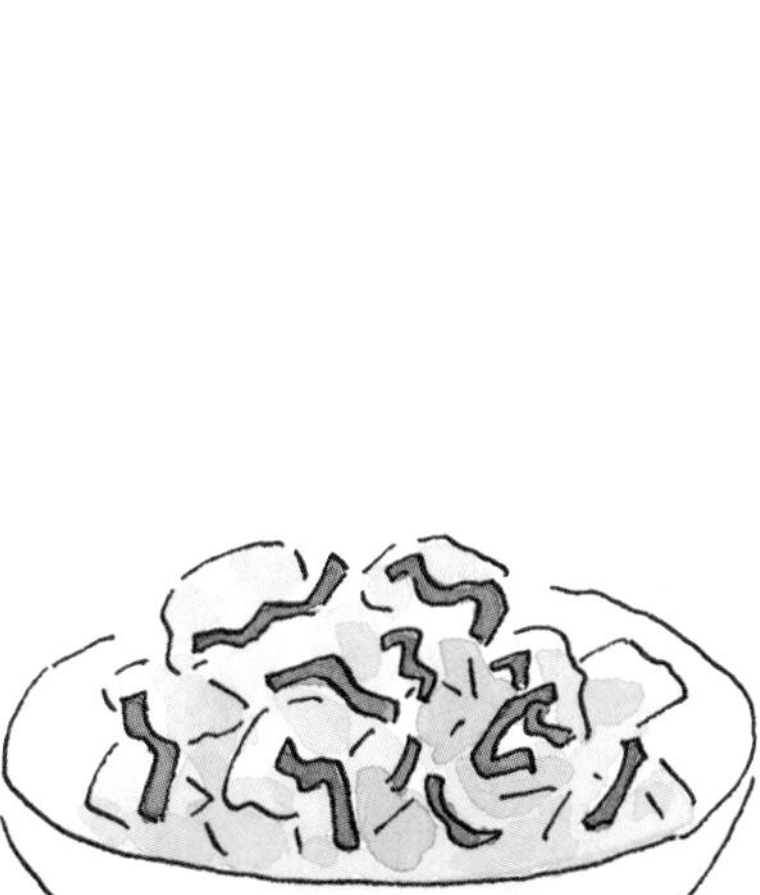

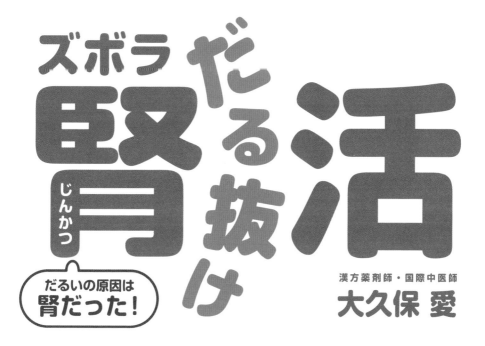

ワニブックス

腎は体のろ過装置！

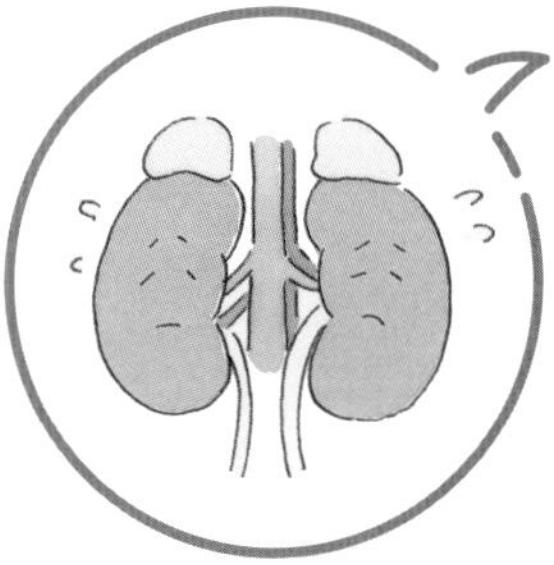

「腎」を守る食べ方こそ
究極のデトックス

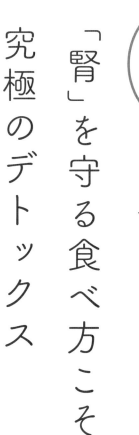

睡眠不足

食欲低下

立ちくらみ

疲れやすい

だるい原因は 腎 だった!

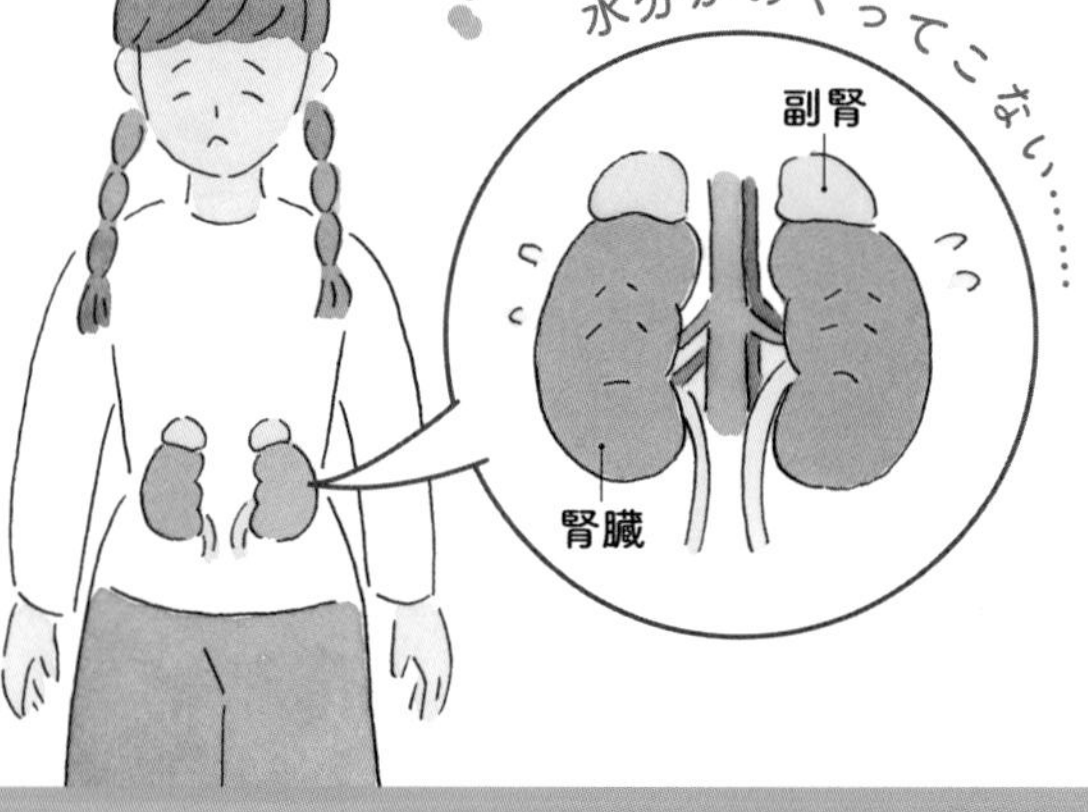

1日1回"クリアな色の尿"出ていますか？

漢方医学の考え方から見た「腎」は、腎臓《じんぞう》と副腎《ふくじん》を合わせた**全身に関連する**働きを担っています。

副腎は、腎臓のすぐそばにある臓器。どちらも「腎」と付いていますが、働き方は違います。まずは「腎」が正常に働いているかどうかを尿でチェック！判断の目安は、1日1回、クリアな色の尿が出ているかどうか。濃い黄色の尿が出るときは体内の水分量が少なくなっていて、腎臓だけでなく全身に負担がかかっている状態。これは、めぐらせる水分が不足し、**腎の働きが落ちている**ということなのです。

あなたの腎、弱っていませんか？

腎がきちんと機能しているかをチェックしましょう。
当てはまる項目が多い人ほど、
腎が弱っている可能性が高いと言えます。

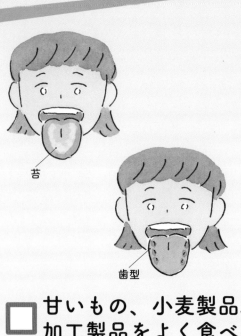

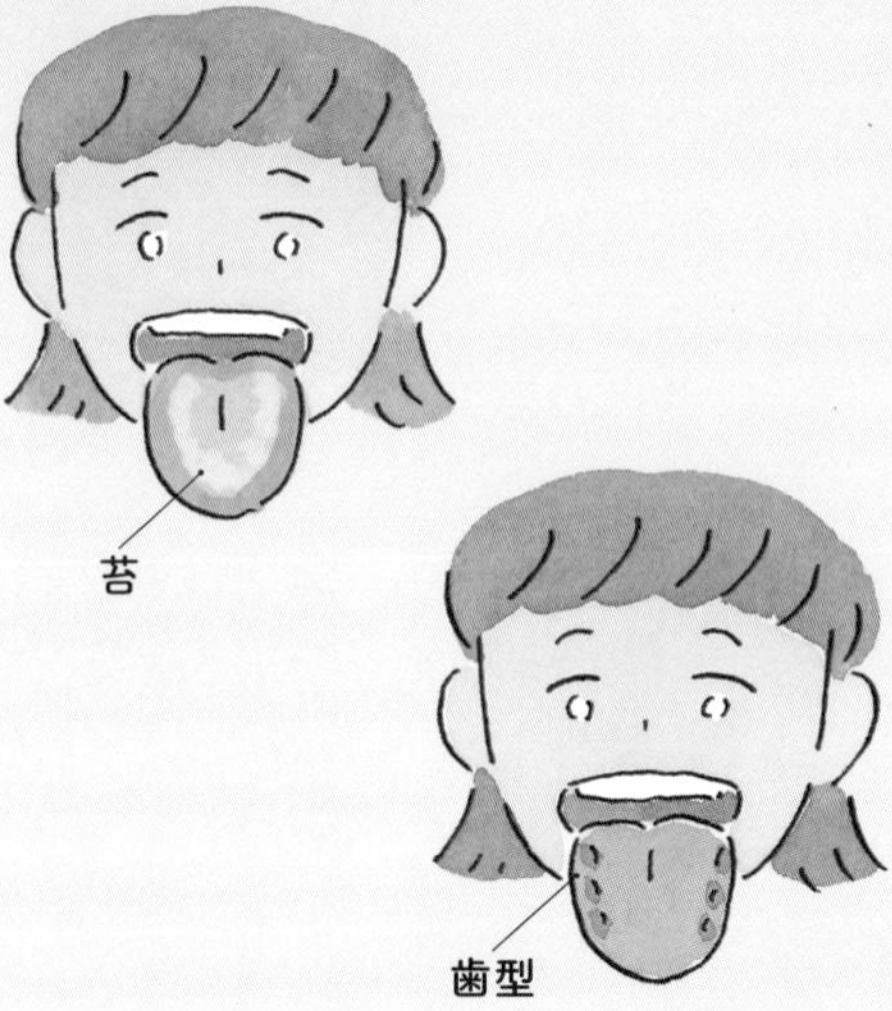

- □ 甘いもの、小麦製品、加工製品をよく食べる
- □ お酒やコーヒーを日常的に飲む
- □ 水分摂取量が１日１Ｌ以下
- □ 舌に厚い苔が付いている
- □ 舌の両脇に歯形が付いている
- □ 尿がにごっている

腎が働いているかチェック！

- □ 尿が泡立っている
- □ お腹が張りやすい
- □ おならや便のニオイがきつい
- □ 便器に便がベットリと付く（またはコロコロ便）
- □ おりもののニオイや色が特徴的、粘性が強い
- □ 体がむくみやすい

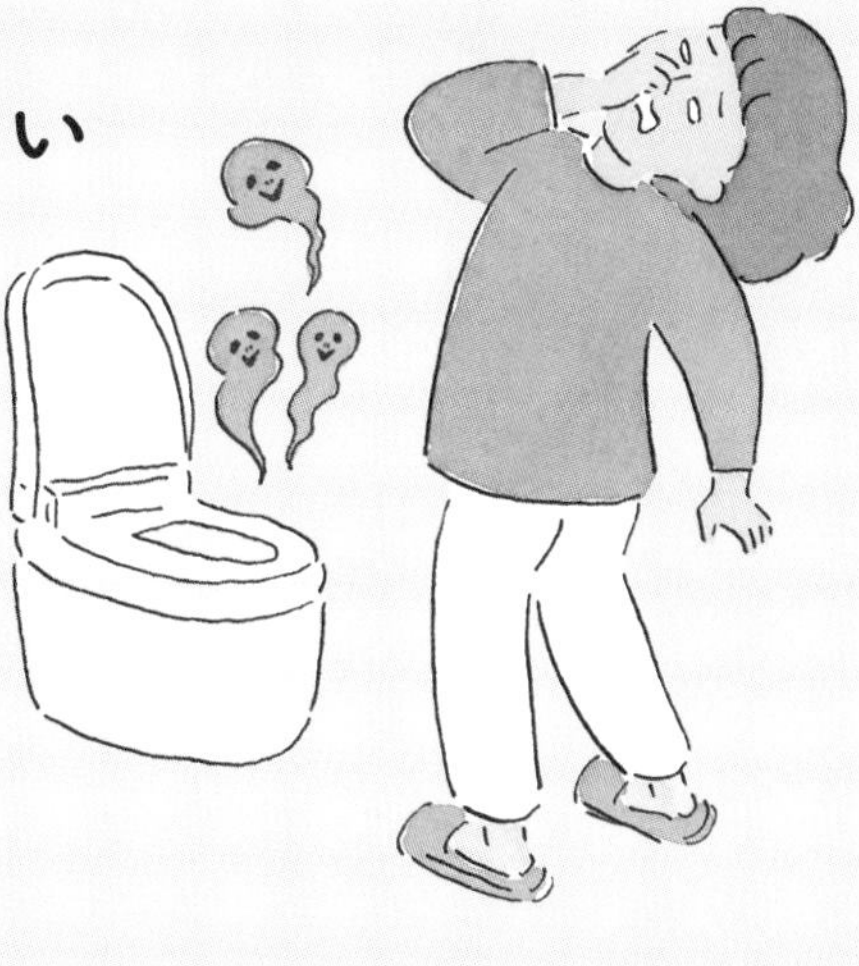

〝だるい〞から〝抜け出す〞

「だる抜け」で

人生が180度変わる！

腸活より、今のあなたに必要なのは腎活

いつもだるい＝食事や生活習慣の乱れから、体に毒がたまっている状態。
「毒出し（デトックス）＝腸」のイメージが強いですが、実際は、
腸、肝臓、腎臓などが連帯して行っていて、最終責任者は腎臓です。
漢方医学で考える腎は、体内がクリーンなときに正常に機能する、

生命力を蓄える電池のような役割をもちます。

特に副腎は脳とも連動して働くので、
腎の乱れは全身に影響を及ぼします。
腎を整えようとすると、細胞1つひとつが元気になり
腸、肝臓、腎臓、脳、すべてが整います。
つまり、〝**だる抜け**〟することができるのです。

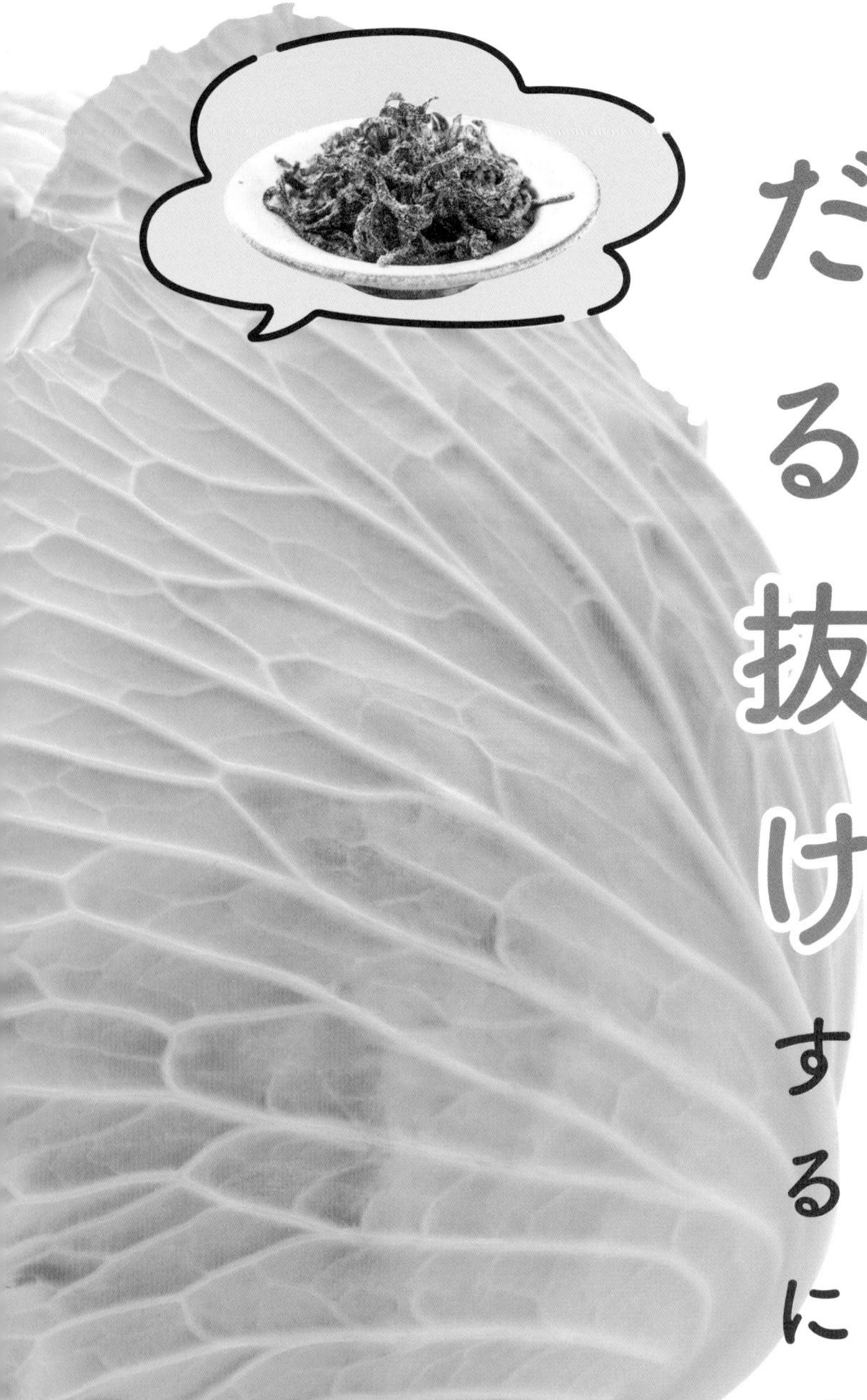

結論から言います

だる抜けするには

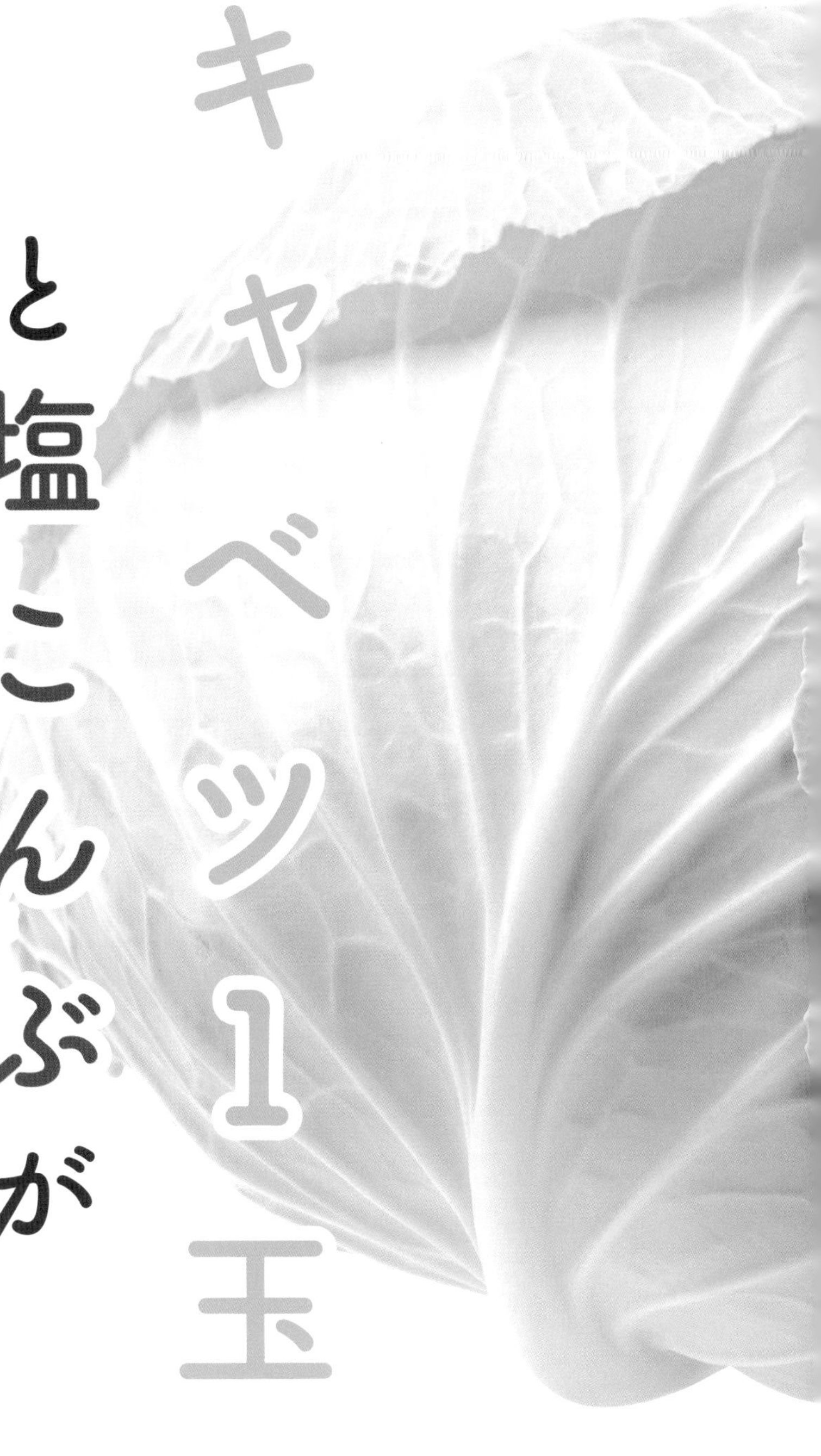

キャベツ1玉と塩こんぶがあればいい！

“だる抜け”で覚えることは
2つだけ

ズボラな人ほど腎活はうまくいく

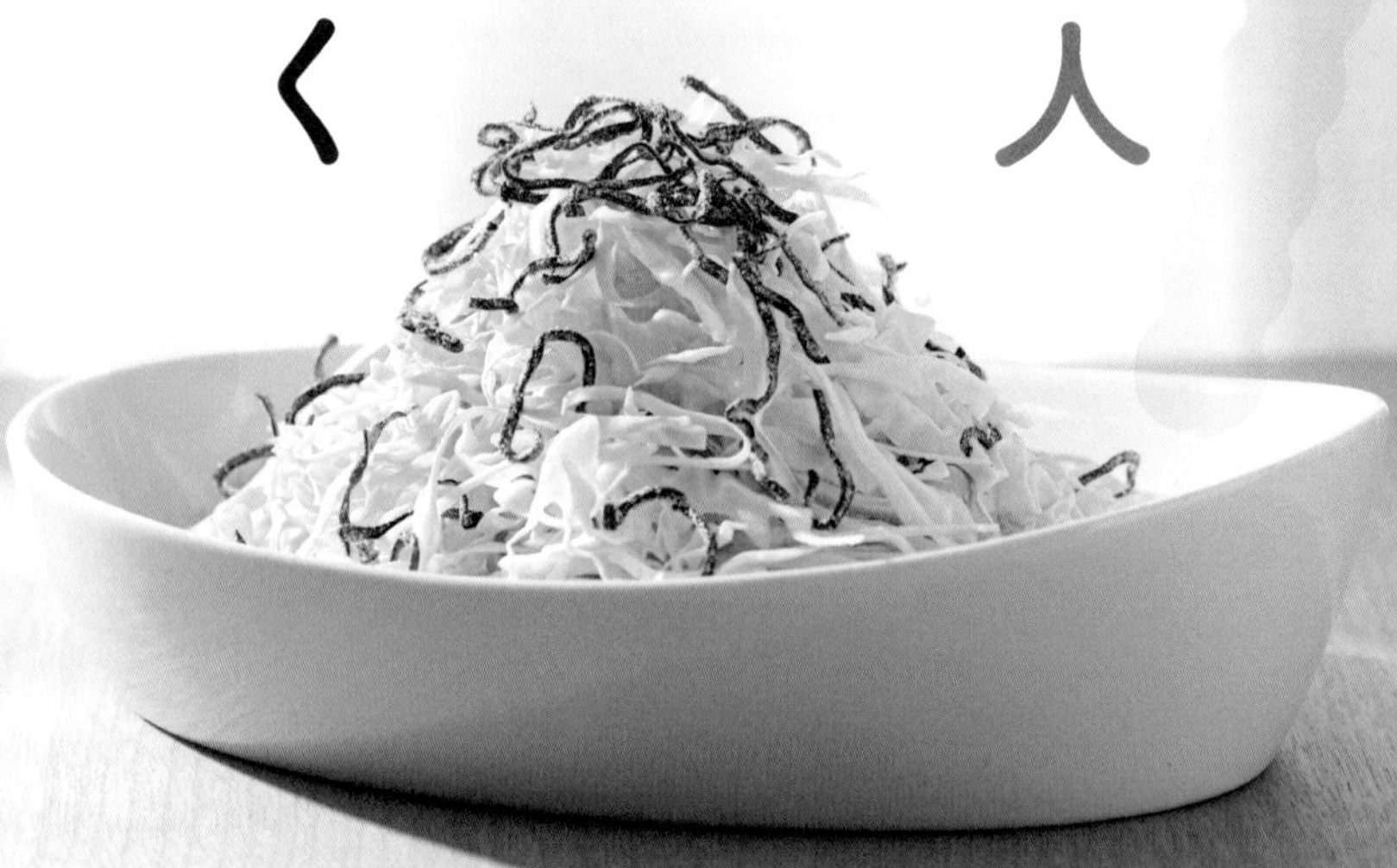

食べ方はカンタン！

1日で両手のひらふた盛り分を食べる！

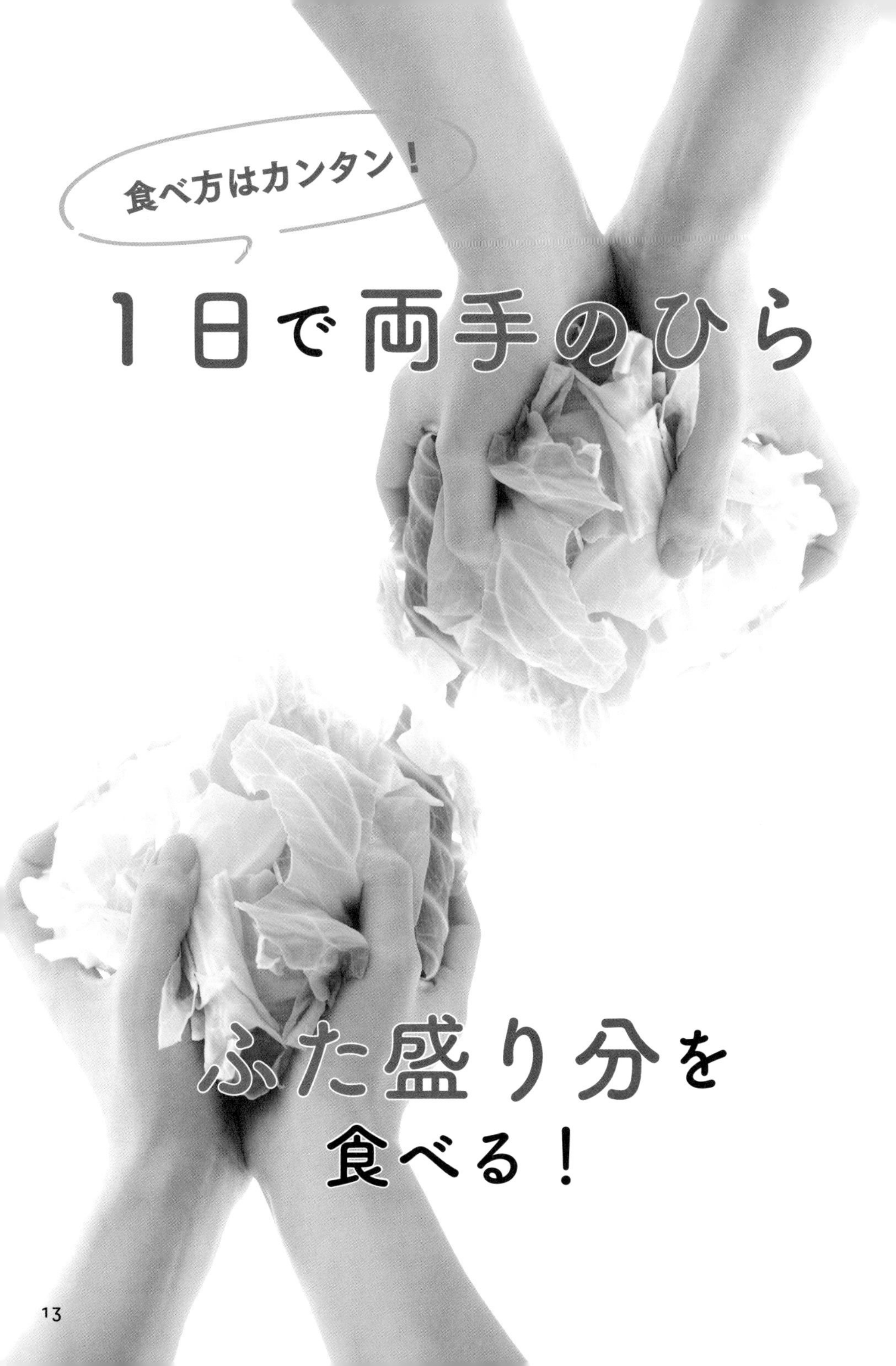

塩こんぶ×キャベツ

食物繊維で
出せる体&美肌に
なる!

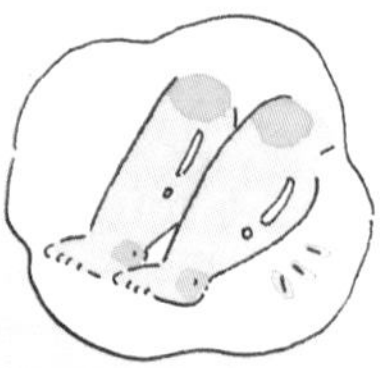

余計な水分が
流れ出て
むくみが取れる!

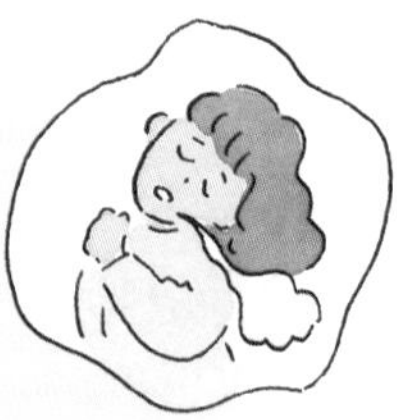

血糖値の
急上昇を防いで
だるさを
吹き飛ばす!

すごい デトックス効果

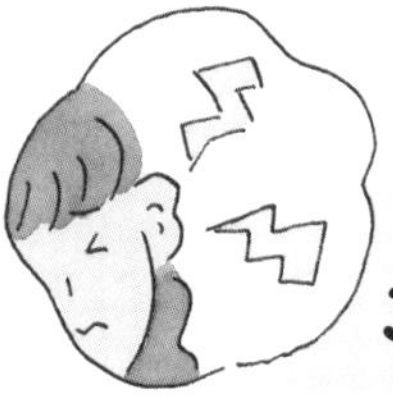

こもった熱を払って
のぼせ、ほてり
イライラ、不安から
解放される！

ホルモンバランス
正常化で
不眠や疲労感が
スッキリ解消！

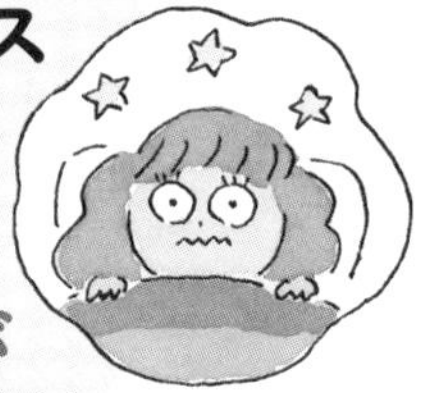

炎症を抑えて
あらゆる不調を
まるっと解決！

腎活で「だる抜け」するためのたった1つの掟

頑張らないこと

ストレスホルモン（コルチゾール）が発生!!

副腎が働きまくる!!

食べても寝ても……疲れが取れない!!

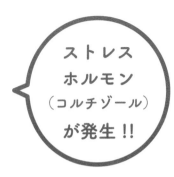

1 急なダイエットや運動を頑張りすぎると……

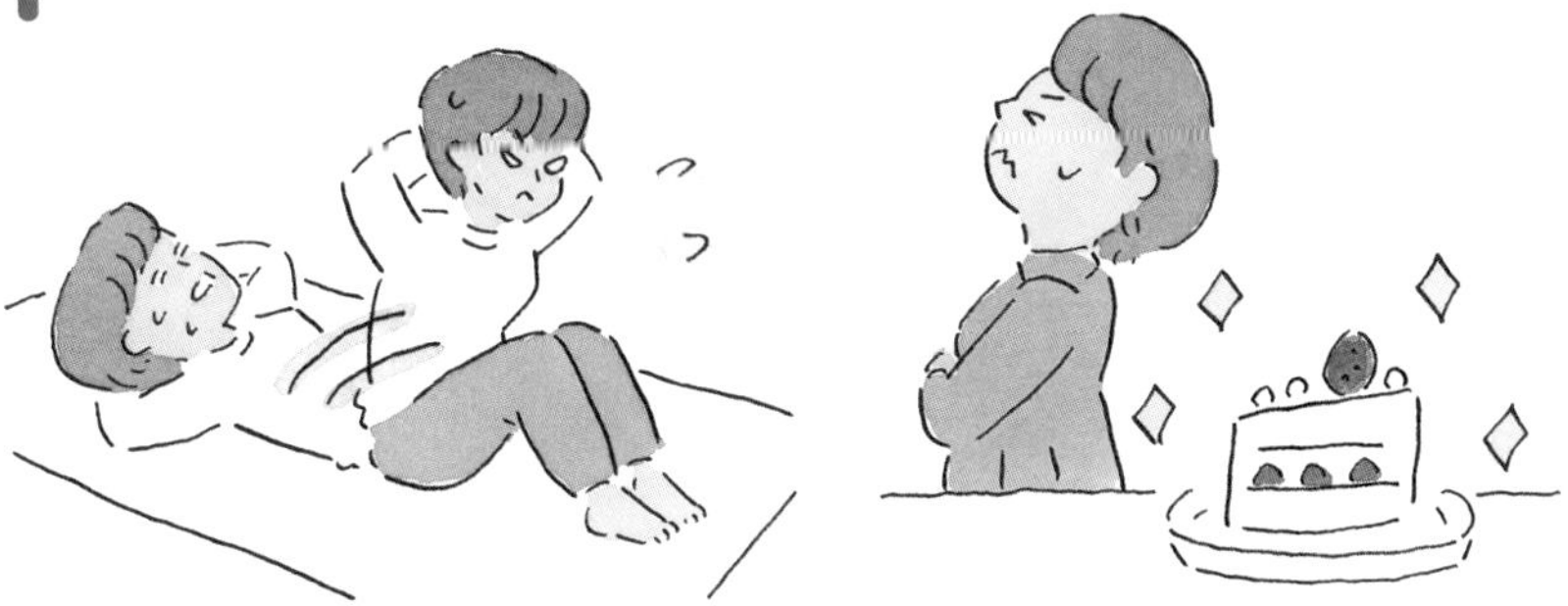

2 副腎はストレスと闘い続けることに……

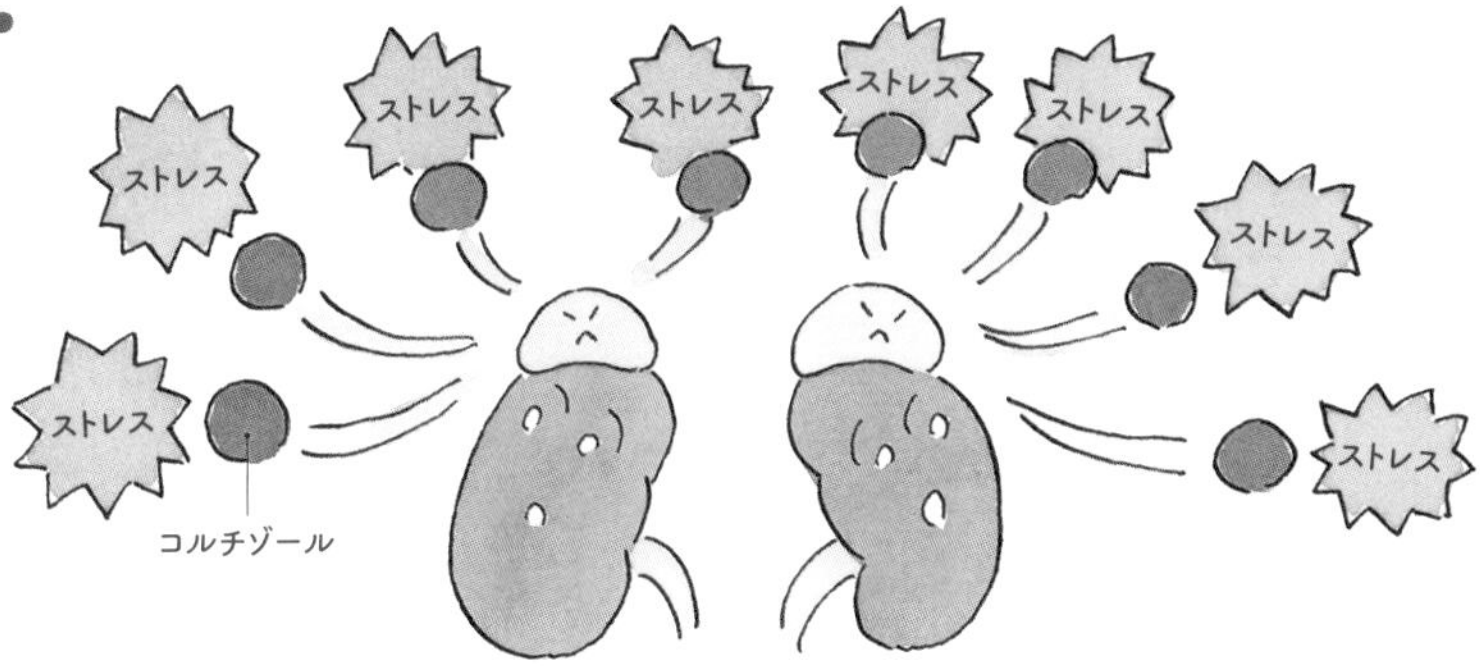

3 腎ともどもエネルギー切れに

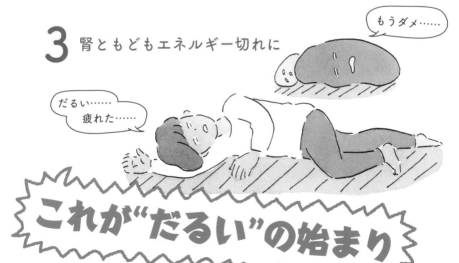

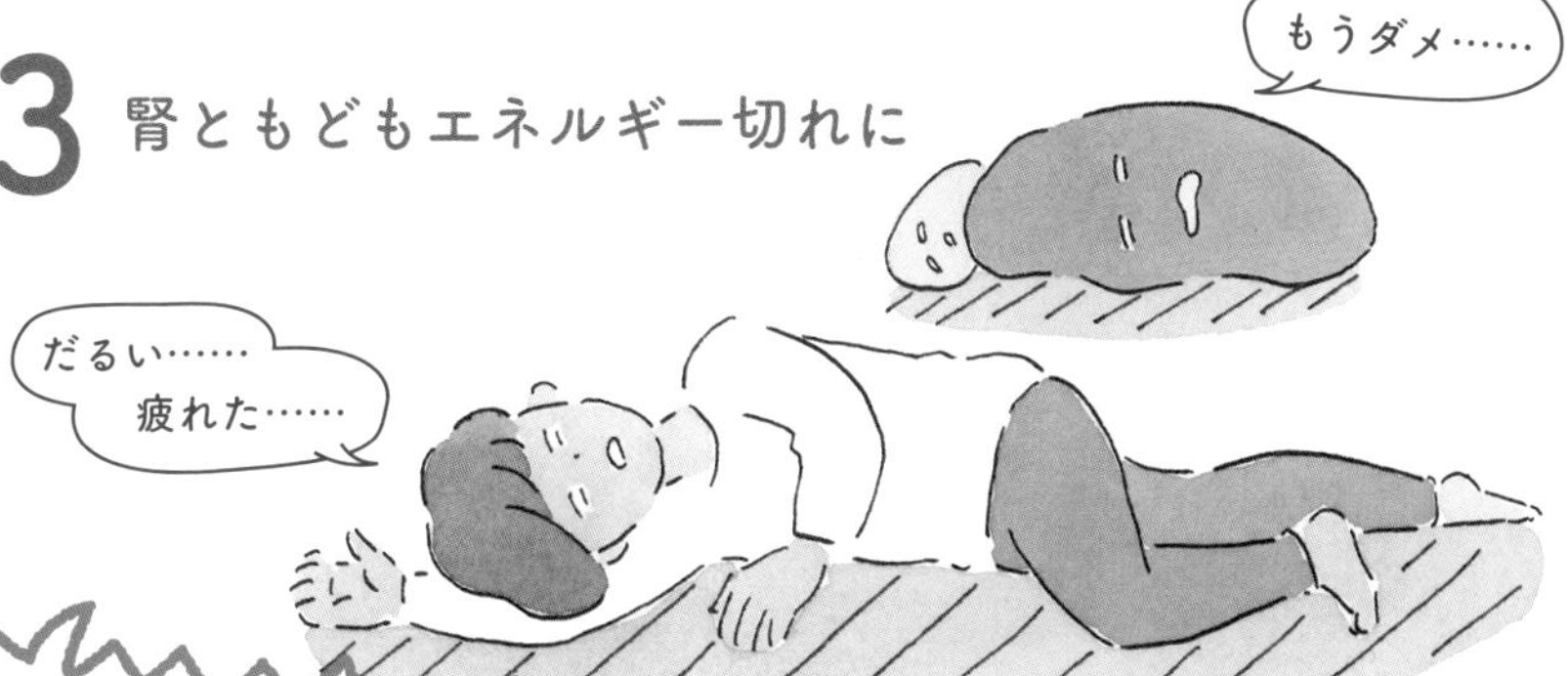

これが“だるい”の始まり

頑張った時点で腎活は終わる!?

健康のために何かをしよう！　と思うと、過剰な食事制限を始めたり、毎日筋トレをしようとしたり、私たちはつい完璧を目指して「頑張って」しまいます。

しかし、腎活という観点から見ると、頑張るのは大間違い！

頑張るということは、力が入って、体が緊張して、ストレスがかかっている状態。強いストレスがかかると、

ストレスと闘うべく脳が指令を出し、副腎からコルチゾールというホルモンを分泌します。

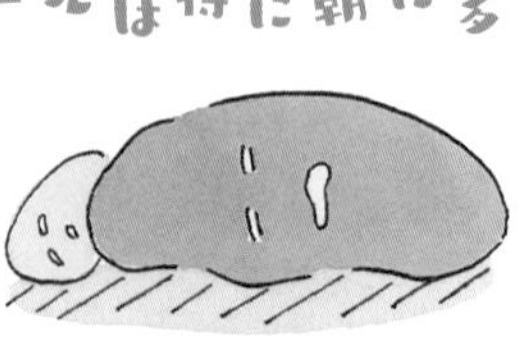

ただでさえストレスが多い現代では、コルチゾールが分泌され続けている人も多いもの。するとコルチゾールを作り続ける副腎は疲弊してしまいます。副腎の疲れは婦人科系の不調につながったり、やる気が出ない、体がだるい、頭が痛いといった症状につながったりします。

本書を手に取った人の多くも、**副腎疲労**になっている可能性が高いと言えるでしょう。

頑張ることが苦手で、いつでもぐうたらしていたいというズボラさんのマインドは、裏を返せば腎活向き。なぜなら

無理に頑張ろうとしないことが、そのまま腎の健康につながるから。

本書で提案している〝ただキャベツを食べる〟という方法は、調理の手間もかからずおいしくて体にいい、といいことづくめ。運動や食事制限とくらべて、大きなストレスがかかりません。まさに頑張れない人に打ってつけなのです。

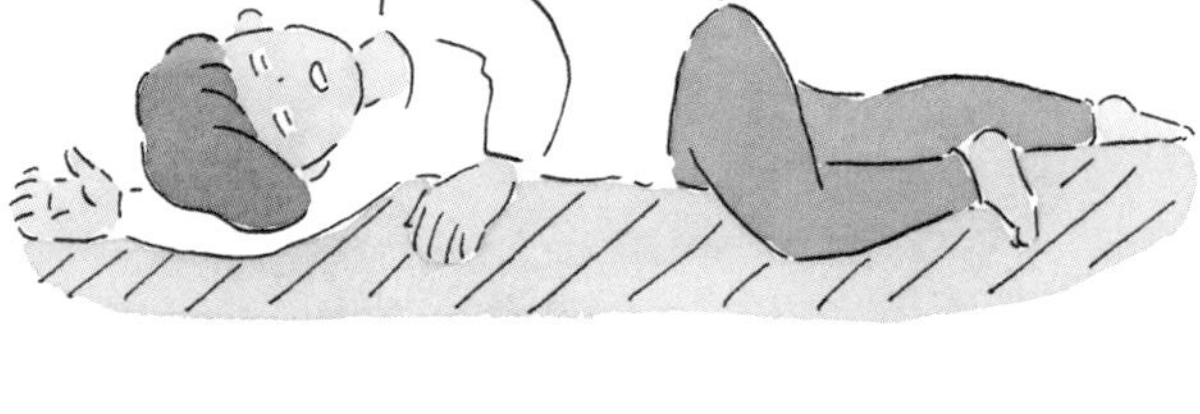

キャベツ×塩こんぶを 1週間試してみました！

運動なし、食事制限なし、毎日キャベツを食べるだけで
「だる抜け」できるズボラ腎活。不調が改善し、
体がラクになったみなさんのレポートをお届けします。

【取り入れ方】

体験者のみなさんには以下のルールで1週間、毎日塩こんぶキャベツを食べていただきました。

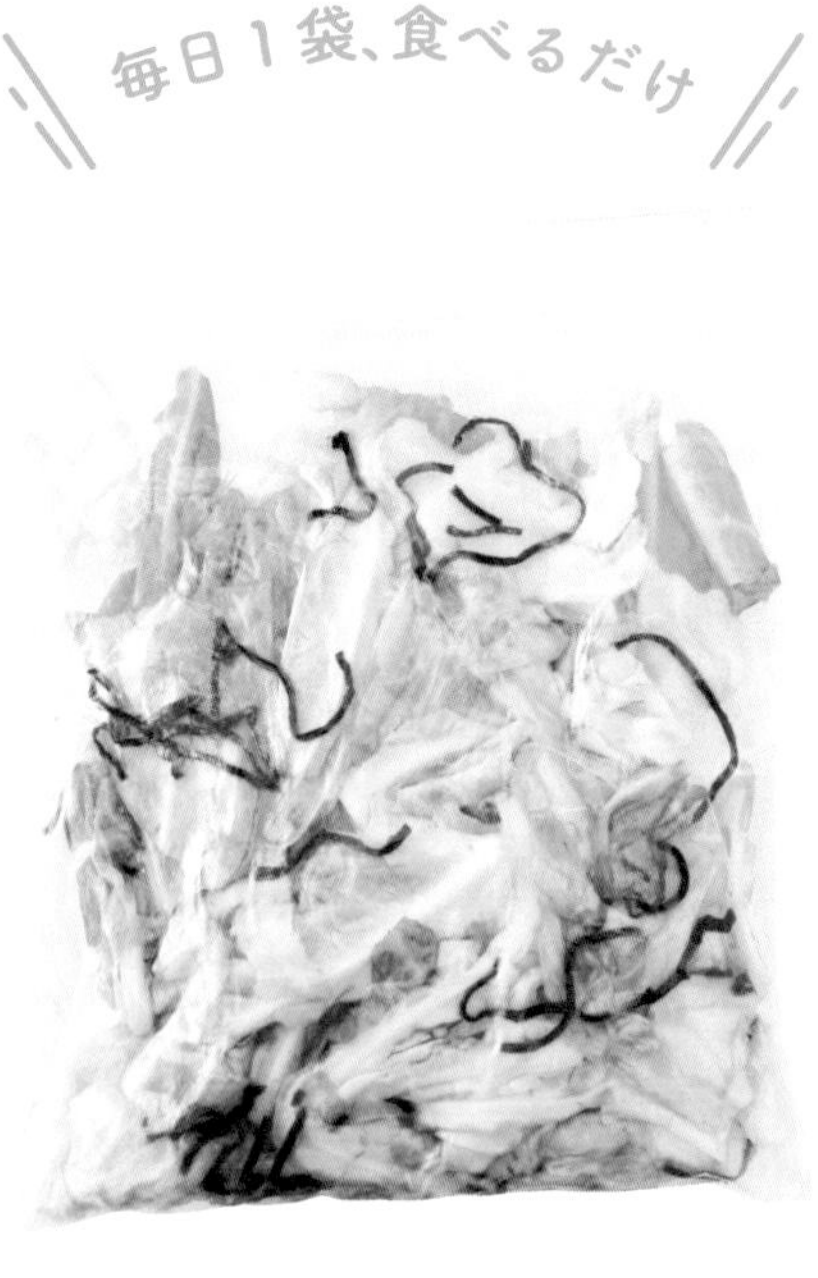

- 毎日、最低両手のひらふた盛り分の塩こんぶキャベツを食べる
- 食事のときは塩こんぶキャベツから食べる
- 塩こんぶキャベツが余ったらアレンジ調理してもOK
- 飽きたらキャベツ料理を食べるだけでもOK

体験談 1

O.Uさん（35歳・女性）

夜の暴飲暴食がピタッと止まり、日中のだるさが消えました！

実感した体の変化

- 寝覚めがよくなった
- 朝にお腹が空くようになった
- 仕事に集中できるようになった
- だるさ、疲れやすさが軽減した

仕事の日は朝から夜までずっと体がだるく、つねに「疲れた」とつぶやいていました。キャベツ生活を開始して３日目くらいから、明らかに日中のだるさに変化が！ 重力から解放された気分に♪ 会社の同僚からは、「ため息が減ったね」と言われました。

私はこう食べた！

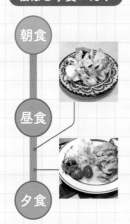

朝食

昼食

夕食

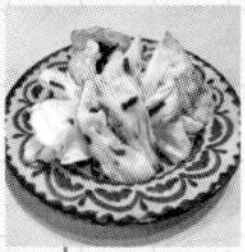

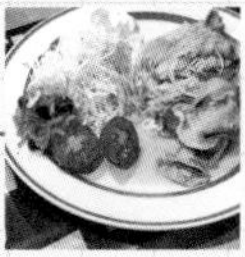

毎夕食前と、間食として１日1.5袋分ほど食べました。夕食前に食べるとお腹が満たされて、いつものごはんを食べ切る前にお腹がいっぱいに。翌日から晩ごはんの量を減らしました。すると朝に空腹を感じるようになり、１日２食⇒３食生活に変化しました。

やってよかった！

ひと晩寝かせ

塩こんぶキャベツはひと晩寝かせたもののほうが、味がなじんでおいしかったです。

体験談
2

T.Mさん（43歳）

キャベツをポリポリ食べていただけで、むくみがスッキリ！

実感した体の変化

- むくみにくくなった
- イライラしにくくなった
- 疲れが取れやすくなった
- 少しやせた

1日が終わる頃には痛みが出るほどのむくみに悩んでいましたが、キャベツ生活を始めてから「足が痛い」と思う回数が減っていきました。むくみが取れたおかげか、食生活は変えていないのに体重が1kg減！ まさかやせるとは思っていなかったのでびっくりです。

私はこう食べた！

朝食

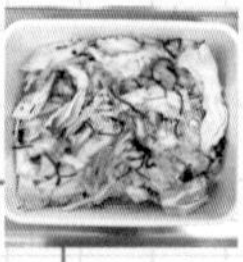

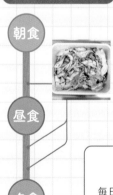

昼食

夕食

在宅勤務の日が多いので、仕事中のおやつ代わりにポリポリとつまみ、1日1袋食べ切るようにしていました。甘いものを食べられない寂しさはありつつも、塩こんぶキャベツは味がしっかりついているので満足感がありました。おやつをやめて節約にもなり、一石二鳥です！

やってよかった！

まとめて作り置き

毎日作るのは面倒だったので3～4日分をまとめて作り置き。おかずに悩んだ日はお肉と一緒に炒めて晩ごはんに出したら、子どもも夫も「おいしい！」とよろこんでいました。

体験談

3

Y.Wさん（53歳）

更年期のつらいほてり、汗を、キャベツが冷ましてくれました！

実感した体の変化

- ほてり、汗の頻度が下がった
- イライラが落ち着いた
- 頭のモヤが晴れた
- だるさが軽減した

勝手に出る汗とほてりが少し落ち着いたのには驚きました。更年期症状は自分の力ではどうにもならないと思っていたので、少しでもラクになって本当にうれしいです。キャベツを食べると体にこもった熱がすーっと引いていくようで、クセになってたくさん食べてしまいました！

私はこう食べた！

朝食

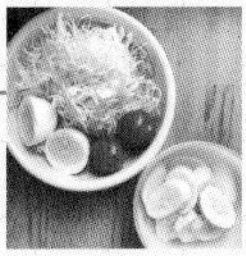

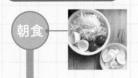

昼食

夕食

どうせやるならと、朝から1袋分のキャベツとバナナ、ゆで卵を食べました。キャベツのさっぱりとした食感がクセになり、昼食後も小腹が空いたらつまむ日々。気づけば1日2袋分くらい食べていました！ 芯を捨てるのがもったいなかったので千切りにしてサラダにしました。

やってよかった！

キャベピィ購入〈P.30で紹介〉

千切りが手間だなと思っていたところ、キャベピィの存在を教えてもらいました。刃の幅がキャベツ1玉くらいあり、スライスしやすくてびっくり。スライスが止まらなくなりました。

はじめに

アトピーによるひどい肌荒れも、小さな不調もキャベツ生活がすべて解消してくれた

突然ですが、自分が絶好調な状態を覚えていますか？

例えば、一日中出かけ、好きなものをお腹いっぱいに食べ、帰宅するとすぐに荷物を片づけ、ぐっすり眠り、朝から集中して仕事をするという元気な状態。

記憶に新しいのは、少し無理をするとだるくて動けない、クマがひどくなる、むくむ、すぐに太る、背中や首が痛くなる、眠れない、下痢や便秘をくり返すといった、なんとも言えない生きづらさではないでしょうか。

どうしようもできない状況を「年だから」とひと言で片づけて放置する人は少なくありません。放置すれば、それが本来の自分だと勘違いして、実際の老化よりも衰えを早く感じるようになります。それは生活習慣病など、健康寿命を短くする「取り返しのつかない事態」にまでつながる可能性があります。

病名のつかない不調を感じるタイミングは、年齢とともに増えていきます。

日常生活で小さな違和感を覚えたら、**食事や生活スタイルを見直して、今よりも健康な未来を作るように歩むのか、このまま不調を無視して不健康な未来へと歩むのかの分岐点に立っている**と考えましょう。

人生100年と言われる時代、対症療法だけを選択していては、健康寿命と寿命のタイムラグは開くばかりです。でも、体から出される小さな合図と向き合い、今と未来を大切にする行動を取れると、**「加齢＝去年より元気な自分」を毎年更新していくことができます。**実際、私も不調を感じるたびに、健康レベルの向上を何度も体感しています。

私は幼少期からアトピー性皮膚炎がひどく、日光やプールの塩素にも負けてしまうような弱い肌でした。秋田で育ったため、週末には山に薬草を採りに行き、軟膏や入浴剤、薬膳茶などを作って自然治癒力を高めようと考えました。でも症状は改善しませんでした。そのため薬学部へと進学し、生薬学研究室に所属して薬剤師の資格を取得。根本解決を目指して中国で勉強をし、内と外の両側からのケアのために国際中医師と国際中医美容師の資格を取りました。

そんな中、出会ったのがキャベツを食べるという習慣です。

当時は食事療法が今ほど確立されていなかったこともあり、さまざまな食事療法を1つずつ試しました。

あるとき、キャベツを1週間に1玉、「これは薬だ」と思いながら3か月間食べ続けたことがありました。そのときになんと、**20年以上続いたアトピー性皮膚炎で、赤黒く固くなっていた皮膚がきれいに治り、体が強くなりました。**

仕事が忙しくて不摂生が続き、酒《しゅ》さ様《よう》皮膚炎（かゆみや赤みを伴う皮膚炎）になったこともありました。生活を再度見直し、慢性炎症を片っ端から解消するように食事や運動などを整えたところ、美肌になり4か月で11キロも減量しました。そのときに整えた生活スタイルは今も継続しています。

このように「不調はチャンス」ととらえて、未来の健康にプラスとなる行動に転じられれば、不調もすごくありがたいと考えることができます。

本書のテーマは、デトックスで慢性炎症を解消し、細胞レベルで元気になるというものです。でも人生は楽しむことも大事。**楽しむことと健康でいることを天秤にかけながら、どう生きたいかを長期目線で考え、これから起こるどんな瞬間も満喫できるように食薬習慣を取り入れていただけるとうれしいです。**

特に、『腎』を強化したいときには、完璧を求めてストレスになるようなハードな食事管理は向いていません。**ズボラな人でもできる習慣で体を変えて、一生続けられる食薬が『腎活』だからです。**「健康のためにすごいことを始めるぞ!」と身構えなくても、誰でも今日から始められる活動です。

それではさっそく、世界一カンタンなキャベツ腎活を今日からスタートして、元気で楽しい毎日を自分の意志で作っていきましょう。

きっと、1玉目を食べ終えたときには味覚の変化を、2玉目を食べ終えたときには体の変化を実感できるはずですよ。

大久保愛

BEFORE

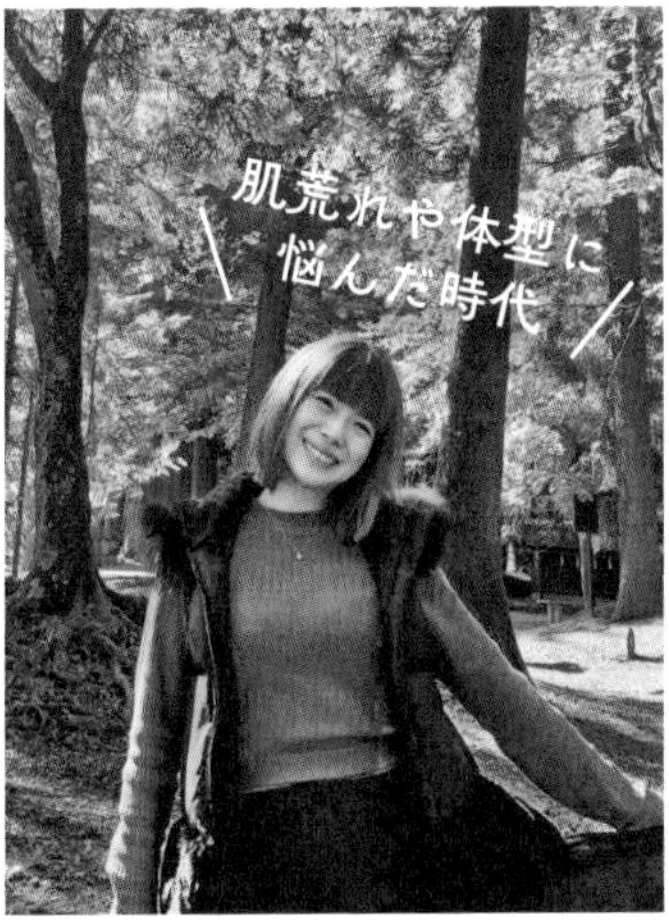
肌荒れや体型に
悩んだ時代

AFTER

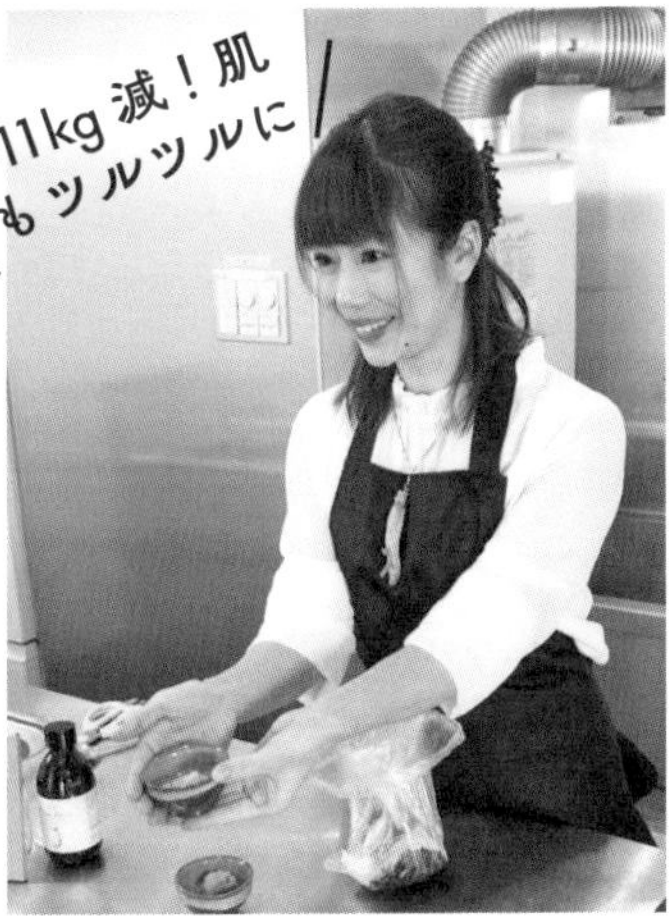
-11kg減!肌
もツルツルに

CONTENTS

PART 1 腎活は「キャベツ×塩こんぶ」を食べるだけ！

PART 2
ズボラでも続けられる
キャベツ腎活

PART 3
もっと知りたい！
だる抜けする腎活10か条

本書で使用している大さじ１は15mL、小さじ１は5mL、ひとつまみは親指と人さし指の２本の指でつまんだ量、少々は親指と人さし指の２本の指先でつまんだ量が目安ですが、個人差があるので味を見ながら調整してください。電子レンジの加熱時間は目安です。機種や食材の状況によって差が出る場合があるので、様子を見ながら行ってください。

腎活は「キャベツ×塩こんぶ」を食べるだけ！

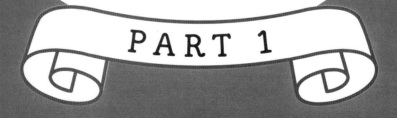

PART 1

どうしてキャベツ×塩こんぶなの？

キャベツはデトックス力を高めてくれる食材です。

不溶性食物繊維が豊富で、便のかさを増やしてお通じを整えるほか、胃の粘膜を保護するキャベジン、肝臓にいいスルフォラファンを含みます。

薬膳では体を温めるまたは冷ます食材に分類して考えることがありますがキャベツはどちらでもないので体質関係なく食べられるのもいいところ。

また、こんぶも食物繊維が豊富。それ以外にもフコキサンチンという、強い抗酸化、抗肥満作用をもつ海藻ならではの色素を含みます。

抗酸化物質はつねに食べ方やストレスなどのダメージを受けている腎臓を保護。


キャベツと塩こんぶは、**体のすみずみまで**

まるっとケアできる最強のコンビ食材なのです。

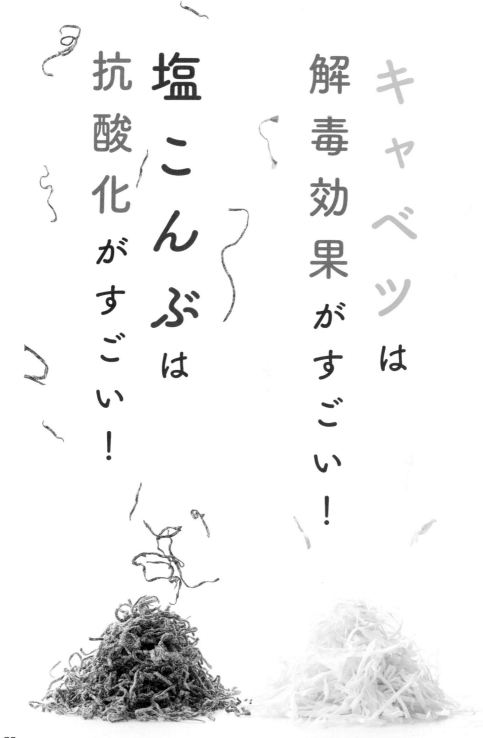

キャベツは解毒効果がすごい！

塩こんぶは抗酸化がすごい！

キャベツ×塩こんぶの作り方は3ステップ

キャベツをちぎって、袋の中で塩こんぶとあえるだけ！
時間も手間もかからないのでズボラさんにぴったり。
おいしくてヘルシー、健康的といいことづくめです。

STEP 1

キャベツをちぎる

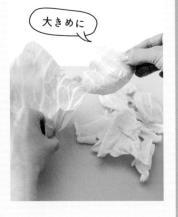

point

外側の葉を取り、大きめにちぎります。外側から使っていくと傷みにくくなるというメリットも。ちぎるのが大変だと感じる人は、包丁で切ってもOK。

STEP 2

塩こんぶとともに袋に入れる

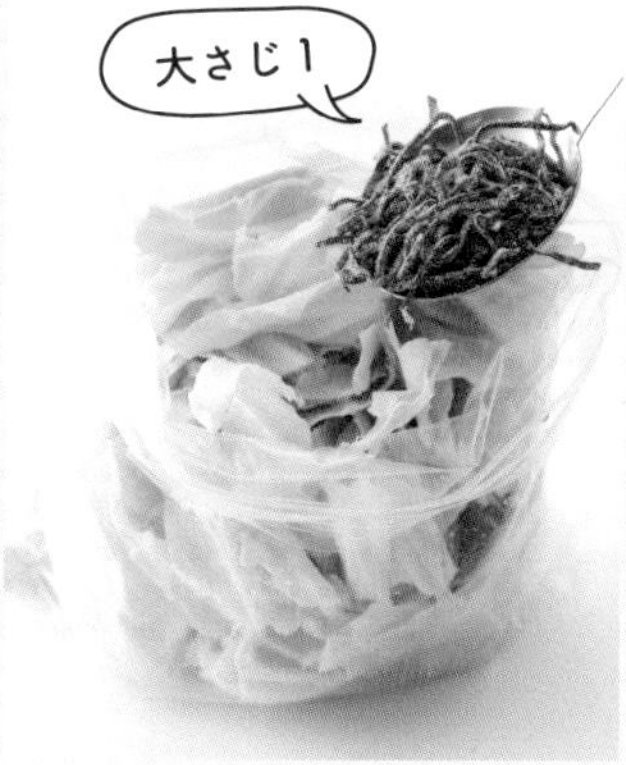

point

キャベツ1/4個に対し、塩こんぶ大さじ1を加えます。Mサイズの密閉袋にぴったり収まるくらいの分量。朝昼晩（1日）で1袋食べ切るイメージです。

STEP 3

しっかりともむ

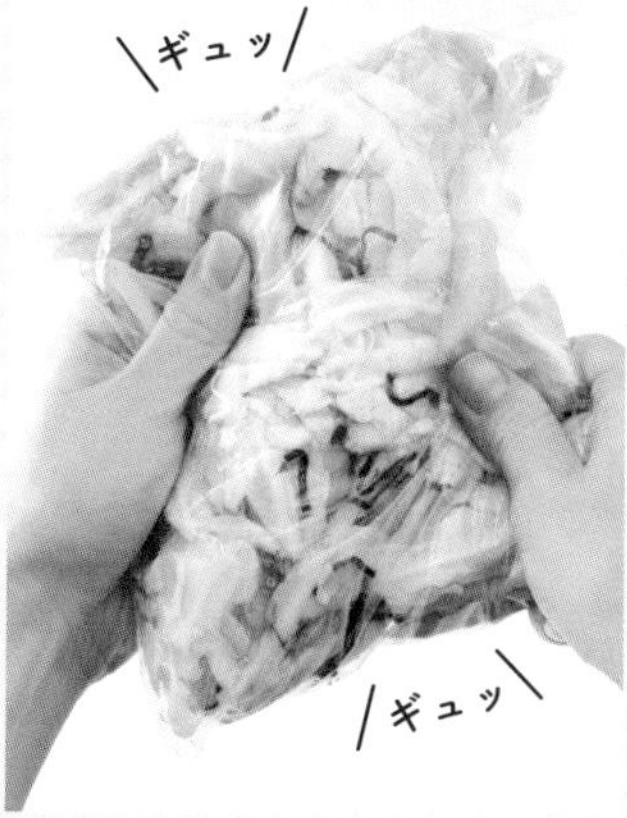

point

キャベツに塩こんぶの味がしっかり絡むよう、袋の上から全体をよくもみます。キャベツは繊維が多いので、繊維を壊すようなイメージで行うと◎。

両手のひら『ふた盛り分』のキャベツを1日で食べる！

1日あたりの野菜の推奨摂取量は350gです。
内訳は、緑黄色野菜が両手のひら1つ分、淡色野菜が両手のひら2つ分。
キャベツは淡色野菜なので、毎日両手のひら「ふた盛り分」食べればOK。
でも、毎日塩こんぶキャベツを作るのは面倒ですよね。
そういうときは3〜4日分のキャベツをまとめてちぎって、
密閉袋に入れて保存しておきましょう。
ただ、大きめの生のキャベツは意外と硬いので、食べにくく感じる人は
こんぶをよくなじませ、やわらかくして食べましょう。
栄養価を落とさないためにも水にはさらさないで、
酸化が気になる人は**酢やレモン汁をプラス！**

1日分のキャベツが
フリーザーバッグＭサイズに
ぴったり入る！

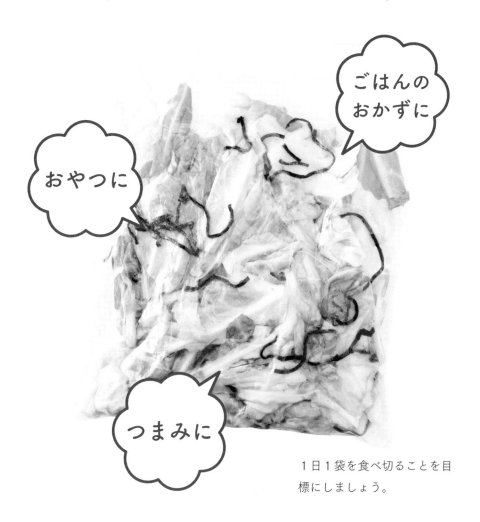

1日1袋を食べ切ることを目標にしましょう。

キャベツこそ腎活最強食材だった！

いくら体にいいものを食べても、それをきちんと消化吸収できる体でなければ意味がありません。

キャベツは、胃腸を整える効果が高いのが何よりのポイント。

キャベジンは胃や腸の粘膜を修復する以外にも、腸の働きを促す力もあると言われていて、消化吸収力を底上げします。

また、漢方では「湿熱」がたまると体に炎症が起こり、かゆみやアレルギー症状など、さまざまな不調につながると考えます。

私がキャベツ生活を始めたきっかけも、アトピーによる肌の炎症に悩んでいたからでした。

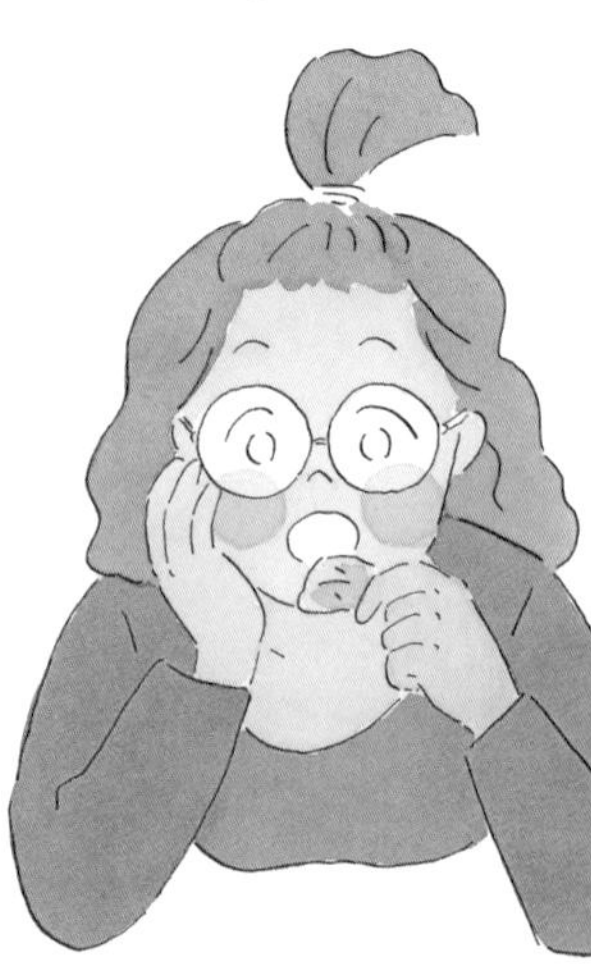

キャベツには**湿熱を取り除く力**があり、不調の根本からの解消に役立ちます。

湿熱とは、腸や肝臓、腎臓、心臓、血管など、解毒やめぐりに負担がかかり、体に余分なものを蓄えて慢性炎症を起こしている状態です。

体は重だるくなり、自炊からも遠のきます。

キャベツはちぎるだけで食べられるので、自炊へのハードルも下げてくれるでしょう。

食事の最初にキャベツを食べれば糖質による**血糖値の上昇も抑えられ**
腎臓の鏡と言われる血管の糖化や酸化※、副腎の負担も軽減できます。

お腹のキャパシティをある程度埋めてくれて体に悪いものを食べる機会も減らせます。

サプリメントと腎

多くの人が、体に不足しがちな栄養素をサプリメントで補おうとします。ただ、不調の原因や実際に足りていない栄養素が何か、それがなぜ不足しているのかの根本原因を明確にするのは難しいもの。「貧血気味だから鉄分を摂取すればいい」という短絡的な行動が、かえって腎に負担をかけている可能性もあるのです。「体によさそうだから」という感覚的な理由でサプリを飲むのはやめて、食習慣の見直しをはじめの一歩にしましょう。

※糖化：タンパク質や脂質が糖と結びつき老化を進める物質を産生すること
酸化：エネルギーを作る過程で酸素が活性酸素に変わること

1 解毒・排出がどんどん進む！

キャベツに含まれる**スルフォラファンが肝機能を回復**させて、有害物質の解毒を進めてくれます。**不溶性食物繊維**は便のかさ増しに役立ち、排便を促します。

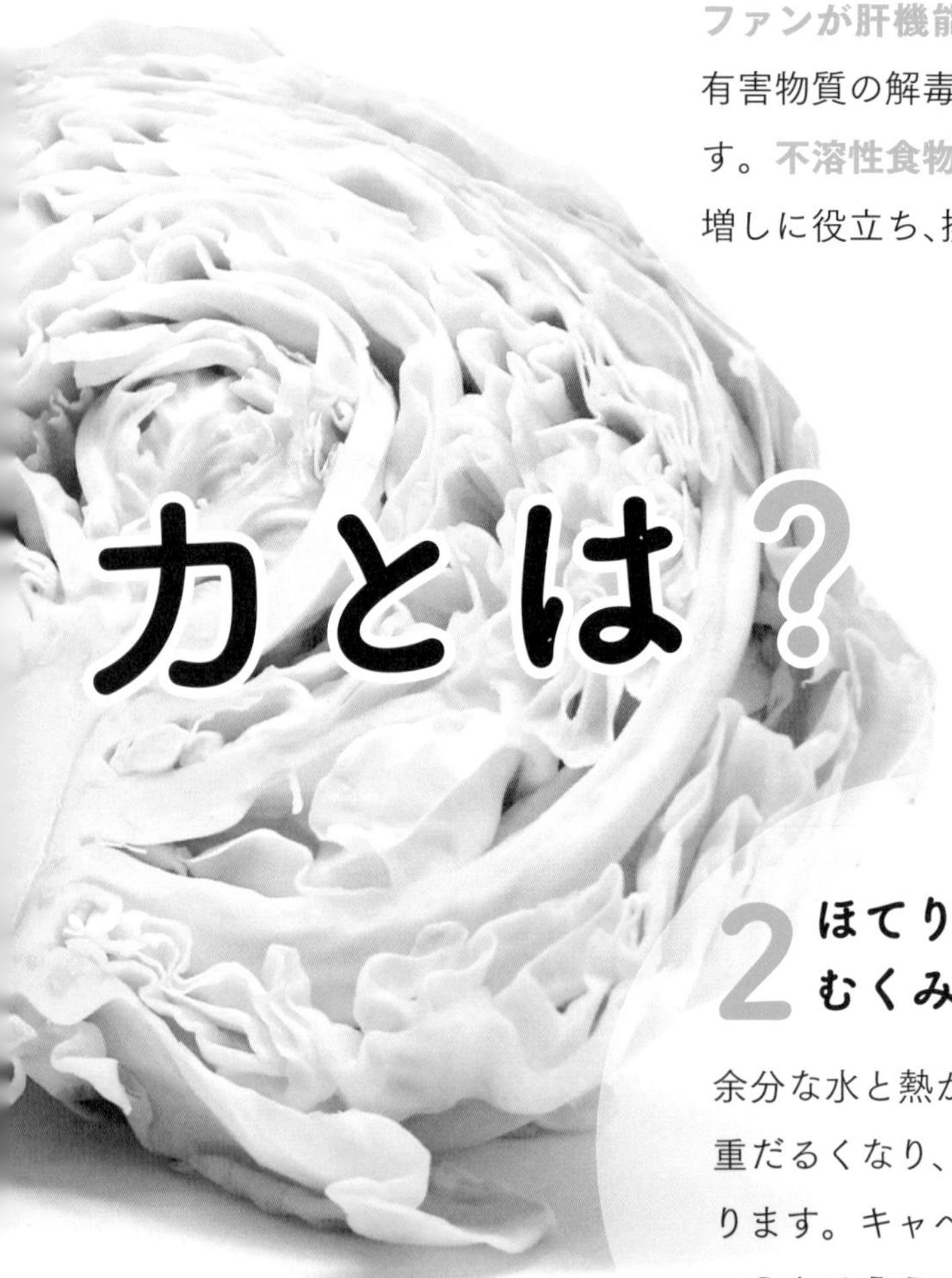

力とは？

2 ほてりを鎮め、むくみを流す！

余分な水と熱が停滞すると体は重だるくなり、料理も面倒になります。キャベツはそのまま食べられるうえ、**湿熱も除去**してだるさを吹き飛ばしてくれます。

キャベツの

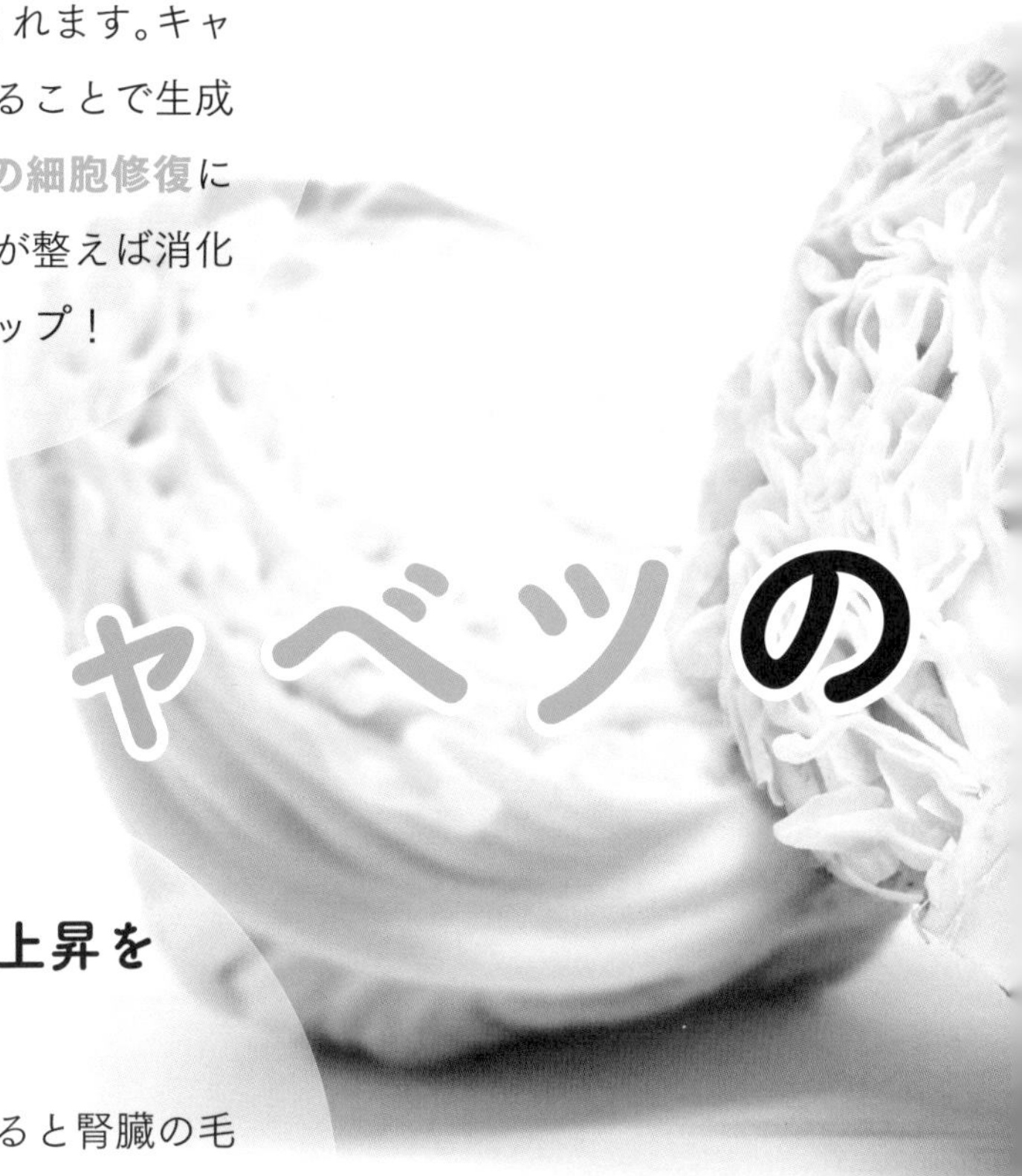

3 疲れた胃腸を修復！

キャベジンが胃の粘膜を修復し、腸まで整えてくれます。キャベツをよく咀嚼することで生成されるLPAも**胃の細胞修復**に役立ちます。胃腸が整えば消化吸収力も格段にアップ！

4 血糖値の上昇を抑える！

血糖値が急上昇すると腎臓の毛細血管が傷つき、デトックス力が下がります。キャベツを先に食べれば血糖値の上昇も抑えられ、**毛細血管も守られます**。

塩こんぶを使えば酸化&炎症を抑えられる

こんぶの色素成分である**フコキサンチン**は、ひじきやわかめなどにも含まれる「海藻特有」のものです。

強い抗酸化力をもち、腎臓を傷つける活性酸素を退治します。

抗酸化成分は、肥満や大腸がんの予防にも効果があるとされています。また、フコイダンやアルギン酸という水に溶ける水溶性食物繊維も含み、免疫ケアや解毒の重鎮である胆汁酸の排泄を促しつつ、

水分を吸収して便をやわらかくし、

便を出しやすくしてくれます。

水溶性食物繊維には糖の吸収を遅くする働きもあり、
血糖値の急上昇だけでなく、不要なコレステロールの吸収も抑えます。
血糖値が急激に上がるとだるさを引き起こすため、だる抜けにも効果的！
さらに、こんぶはタンパク質や糖質の代謝を助けるビタミンB群も豊富。
丈夫な骨を作るために欠かせない**ビタミンK**や**カルシウム**、
副腎をサポートし、腎臓の保護作用もある
マグネシウムも多く、健康な体作りを手助けしてくれます。
普段、加工食品を多く摂っている人は、体が酸性に傾きがちです。
アルカリ性食品の代表でもあるこんぶは、
もっとも体によいとされる弱アルカリ性に
体を近づけ、腎への負担も減らしてくれます。
ちなみにこんぶはだしにもよく使われ、
グルタミン酸やアスパラギン酸という「うまみ成分」をたくさん含みます。
塩こんぶはそうしたうまみに加えて、適度に塩味もついているため、
調味の際に必要な塩分量も抑えることができます。

もつ力とは？

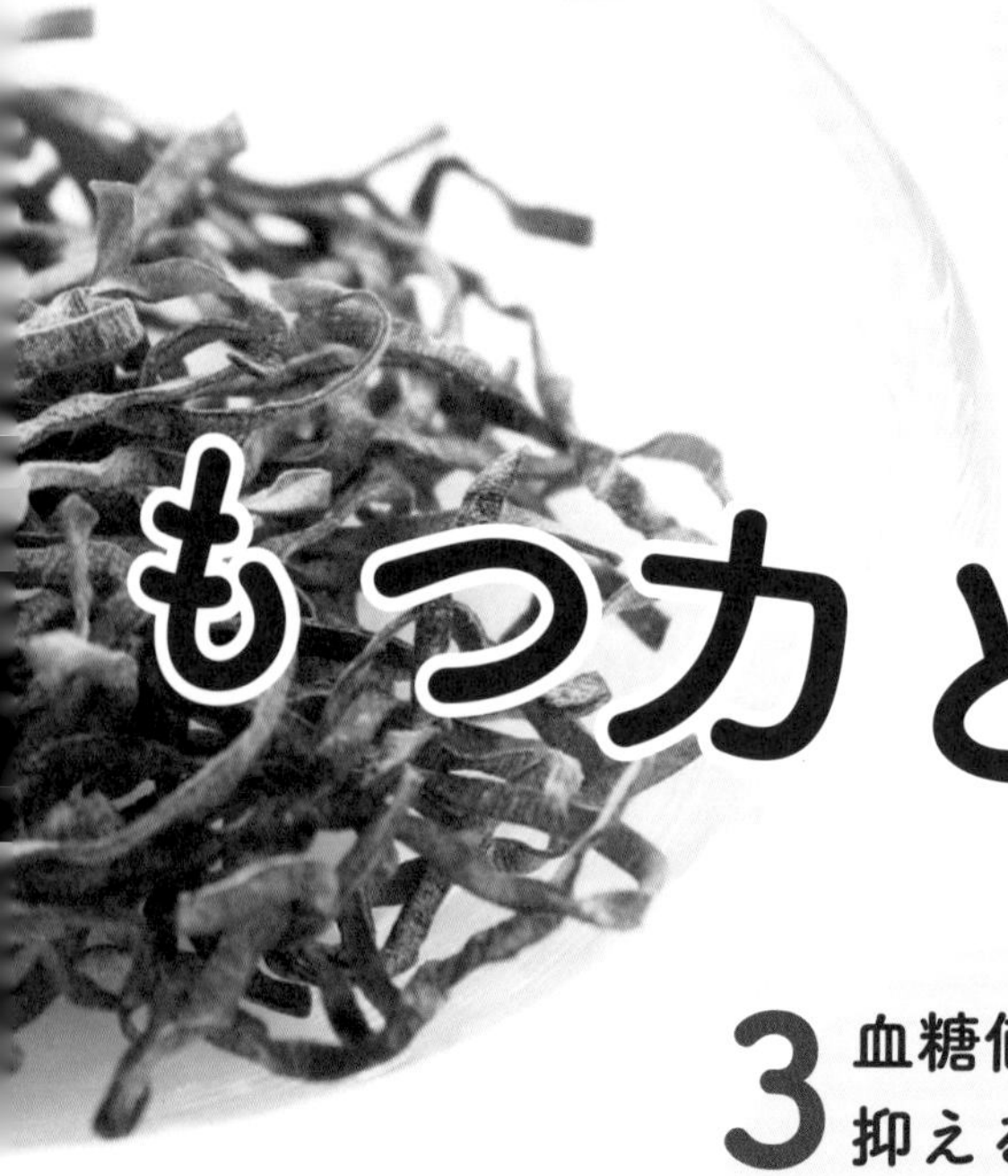

1 腎臓の解毒力を引き上げる！

フコキサンチンという色素は海藻にのみ含まれる成分で、**強い抗酸化作用**があります。重要なデトックス器官である腎臓を守り肥満を抑える効果も。

2 腸内の毒をまとめてポイ！

水溶性食物繊維をたくさん含んでいるので、腸内環境を整える効果が抜群に高い！　腸内の有害物質をするっと体の外に排出してくれます。

3 血糖値の上昇を抑える！

水溶性食物繊維は、糖の消化吸収を遅らせて血糖値の上昇をゆるやかにし、**副腎への負担を軽減したり、腎臓の毛細血管を守ったり**します。

4 副腎サポートや腎臓の保護に！骨も丈夫になる

現代人に不足しがちな**マグネシウム**や**カルシウム**など、体に必要なミネラルをほぼすべて含んでおり、吸収しやすいのも特徴です。

塩こんぶの

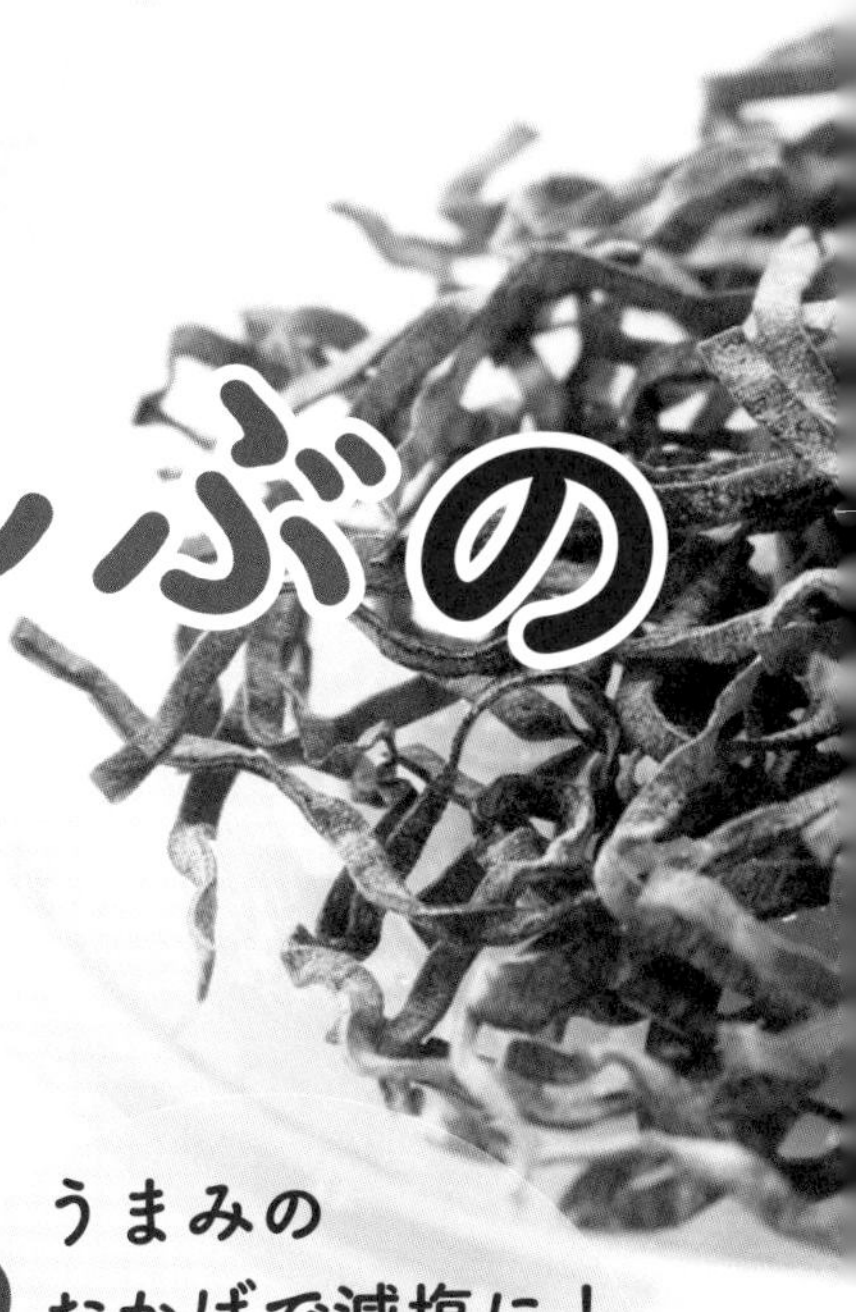

5 ストレスがやわらぐ！

こんぶは噛めば噛むほどうまみが増します。噛む行為は**幸せホルモン**の分泌を促し、ストレスもやわらげてくれます。満足感も得られてお得！

6 うまみのおかげで減塩に！

だしにも使われるほど、**グルタミン酸**や**アスパラギン酸**といったうまみ成分が豊富です。塩こんぶキャベツの味に慣れてきたら量を調整して減塩対策に。

でも……

なんだか食べ飽きそう

と思ったあなた……

大丈夫！

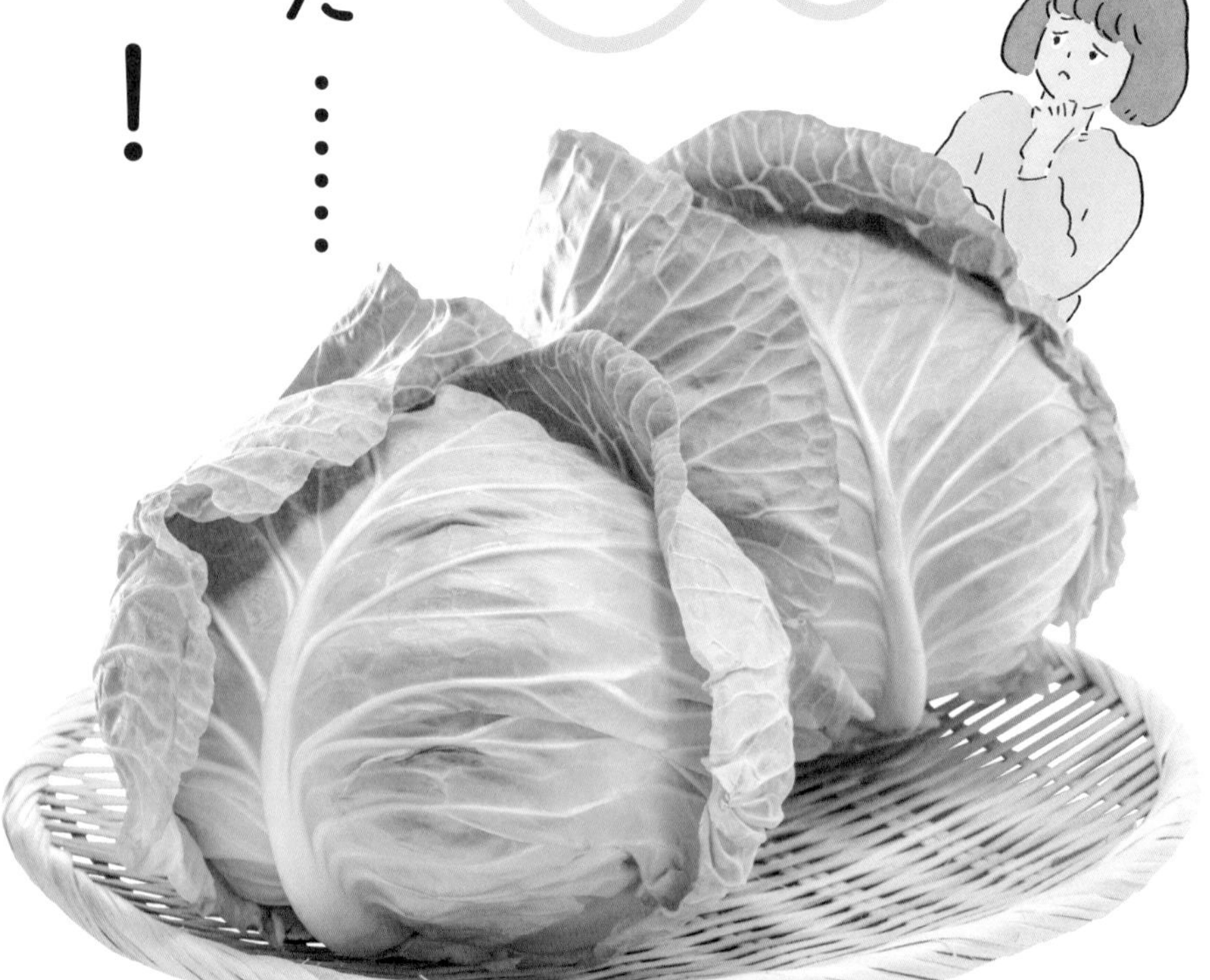

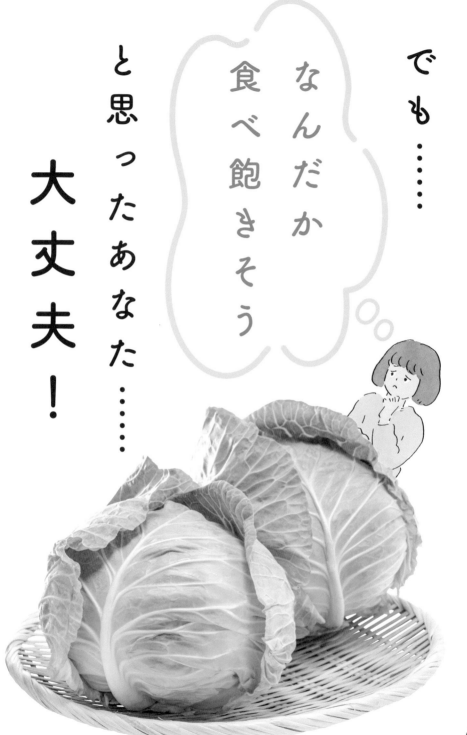

「習慣」は同じでなくていい味変、ディップ、料理の3ルートで解決！

カンタン！

味変で続けられる！

キャベツはどんな調味料とも相性抜群！
塩こんぶに飽きたら、ここで紹介する味も試してみてください。
分量は好みでOK！

これがあると便利！

食薬しょうゆ

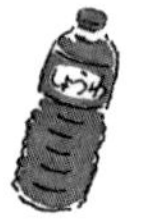

こんぶ10㎝、けずり節2つまみ、しょうゆ・みりん各150mLを合わせてひと晩置いたもの。

基本の調味料の目安（キャベツ1袋分）

- 食薬しょうゆ……小さじ2
- 酢……大さじ1
- 塩……適量
- 好みの油……大さじ1

好みの油って？

オリーブオイル・アマニ油など

油を入れる場合は、今の体調に合った油を使いましょう。サラダ油にはオメガ6という、必要だけど摂りすぎると体内に炎症を起こす物質が含まれるため、控えめにしましょう。

梅干し 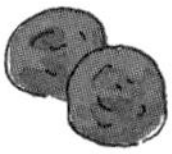 ×けずり節 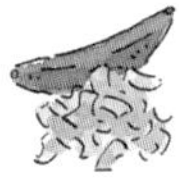

種を取り除いて叩いた梅干しと、けずり節、好みの油を混ぜ、キャベツとあえる。

酢 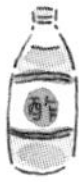

×好みの油 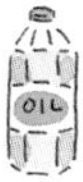

×塩 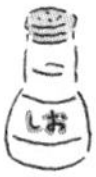

酢、好みの油、塩とキャベツをあえる。少し置いてキャベツがしんなりしてきたら完成。

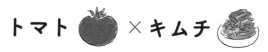

トマト 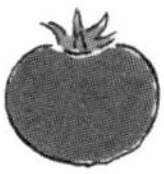 ×キムチ 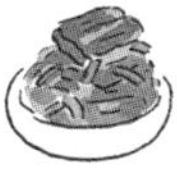

みじん切りにしたトマト、キムチ、食薬しょうゆをキャベツとあえる。

のり 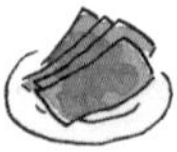 × 干しえび 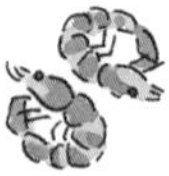

ちぎったのりと干しえびに、食薬しょうゆ、酢、好みの油を加えてキャベツと絡める。好みで七味唐辛子を加える。

パクチー 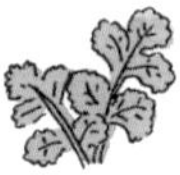 × 粒マスタード 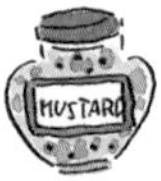

みじん切りにしたパクチーに粒マスタード、酢、塩を加えて混ぜる。キャベツとあえる。

玉ねぎ 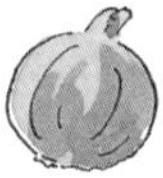 × にんにく 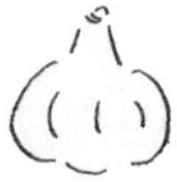 × ターメリック 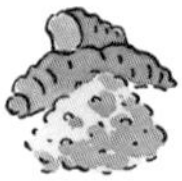

みじん切りにした玉ねぎに、おろしにんにく、ターメリック、食薬しょうゆ、酢、好みの油を混ぜ、キャベツとあえる。

オレンジ 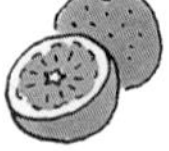 × にんじん 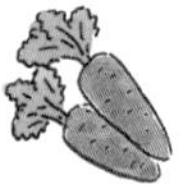

粗みじん切りにしたオレンジとすりおろしたにんじん、食薬しょうゆ、酢、好みの油を混ぜ、キャベツとあえる。

塩辛 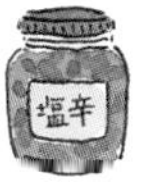 ×

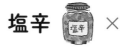

ブロッコリースプラウト 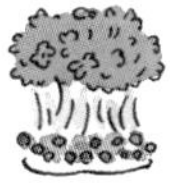

みじん切りにしたブロッコリースプラウトと塩辛、好みの油をあえる。キャベツと絡める。

たらこ 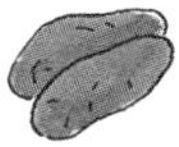 ×刻みねぎ 

ほぐしたたらこに刻みねぎ、好みの油、酢、好みで塩を加えて混ぜ、キャベツとあえる。

けずり節 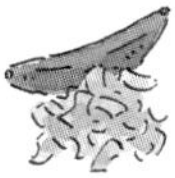 ×じゃこ 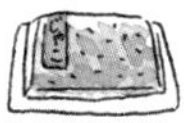

けずり節とじゃこに酢、食薬しょうゆ、好みの油を混ぜ、キャベツとあえる。

好みのピクルス 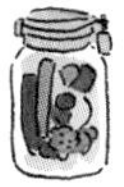 ×納豆 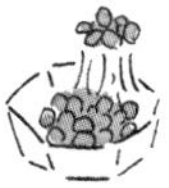

粗みじん切りにした好みのピクルスに納豆を加え、よく混ぜ合わせる。キャベツにあえる。

あと少しを食べ切る！

キャベツをディップしよう

中途半端に余ったキャベツも、最後までおいしくいただきたいもの。あっさりしたキャベツによく合い、体にもいいディップソースを集めました。

玉ねぎ×ツナ缶×大葉

【材料】

玉ねぎ（みじん切り）……1/4個
ツナ缶……90g
大葉（刻む）……4～5枚
食薬しょうゆ……大さじ1
（作り方⇒P.48）
酢……小さじ1

【作り方】

すべての材料を混ぜ合わせる。

大根おろし×梅干し

【材料】

大根（すりおろす）……2㎝
梅干し（種を取り除き叩く）……1個
みりん、オリーブオイル、酢……各大さじ1

【作り方】

すべての材料を混ぜ合わせる。

みそ×豆腐のマヨネーズ風

【材料】

豆腐……1/4丁
すりごま、酢、油……各大さじ1
みそ……小さじ2

【作り方】

すべての材料を混ぜ合わせる。

練りごま×カレーパウダー

【材料】
練りごま……大さじ1
みそ、カレーパウダー…各小さじ1
水……小さじ2

【作り方】
すべての材料を混ぜ合わせる。

長いも×わさび

【材料】
長いも……70g
のり（ちぎる）……2枚
わさび……小さじ1
食薬しょうゆ……大さじ1
（作り方⇒P.48）
酢……大さじ1/2

【作り方】
すべての材料をポリ袋に入れ、
瓶底などでつぶす。

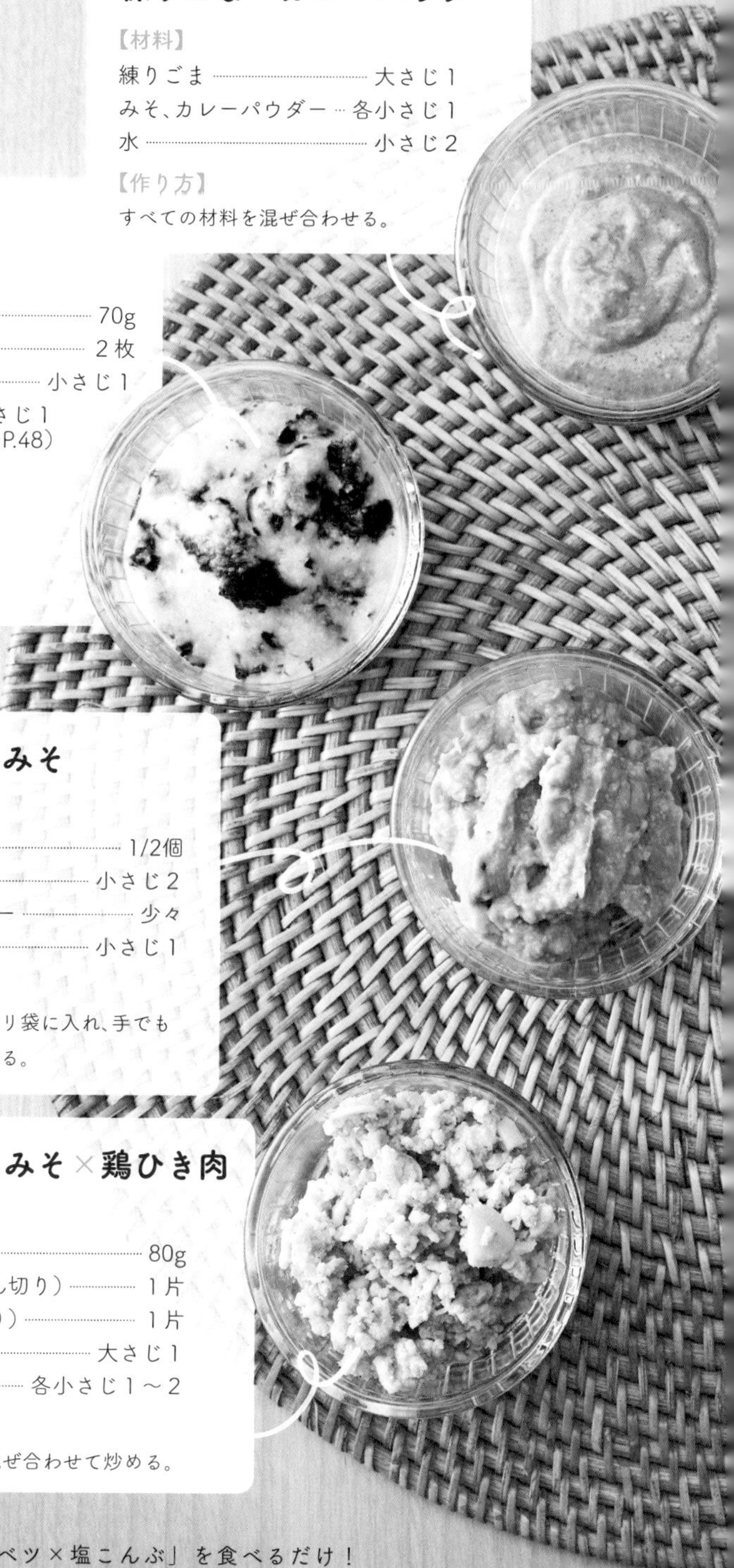

アボカド×みそ

【材料】
アボカド……1/2個
みそ……小さじ2
ブラックペッパー……少々
酢……小さじ1

【作り方】
すべての材料をポリ袋に入れ、手でもんでよくなじませる。

にんにく×みそ×鶏ひき肉

【材料】
鶏ひき肉……80g
しょうが（みじん切り）……1片
にんにく（薄切り）……1片
すりごま……大さじ1
みそ、みりん……各小さじ1～2

【作り方】
すべての材料を混ぜ合わせて炒める。

それでもキャベツ×塩こんぶが余ったというときのリメイク術

一度にたくさん塩こんぶキャベツを仕込んで、
毎日少しずつ食べていても、ときには外食が続いたりして
「食べ切れなかった！」ということも出てくるでしょう。
そんなときに活躍してくれるのが、
塩こんぶキャベツのリメイクレシピ。
調理次第で別の料理、そして

まったく違う味に変身します！

塩こんぶキャベツ自体にしっかり味がついているので、
調味料も最小限でよく、あっという間にひと品完成。
そのまま食べるのとはまた違ったおいしさを
楽しむことができますよ。

Remake 1

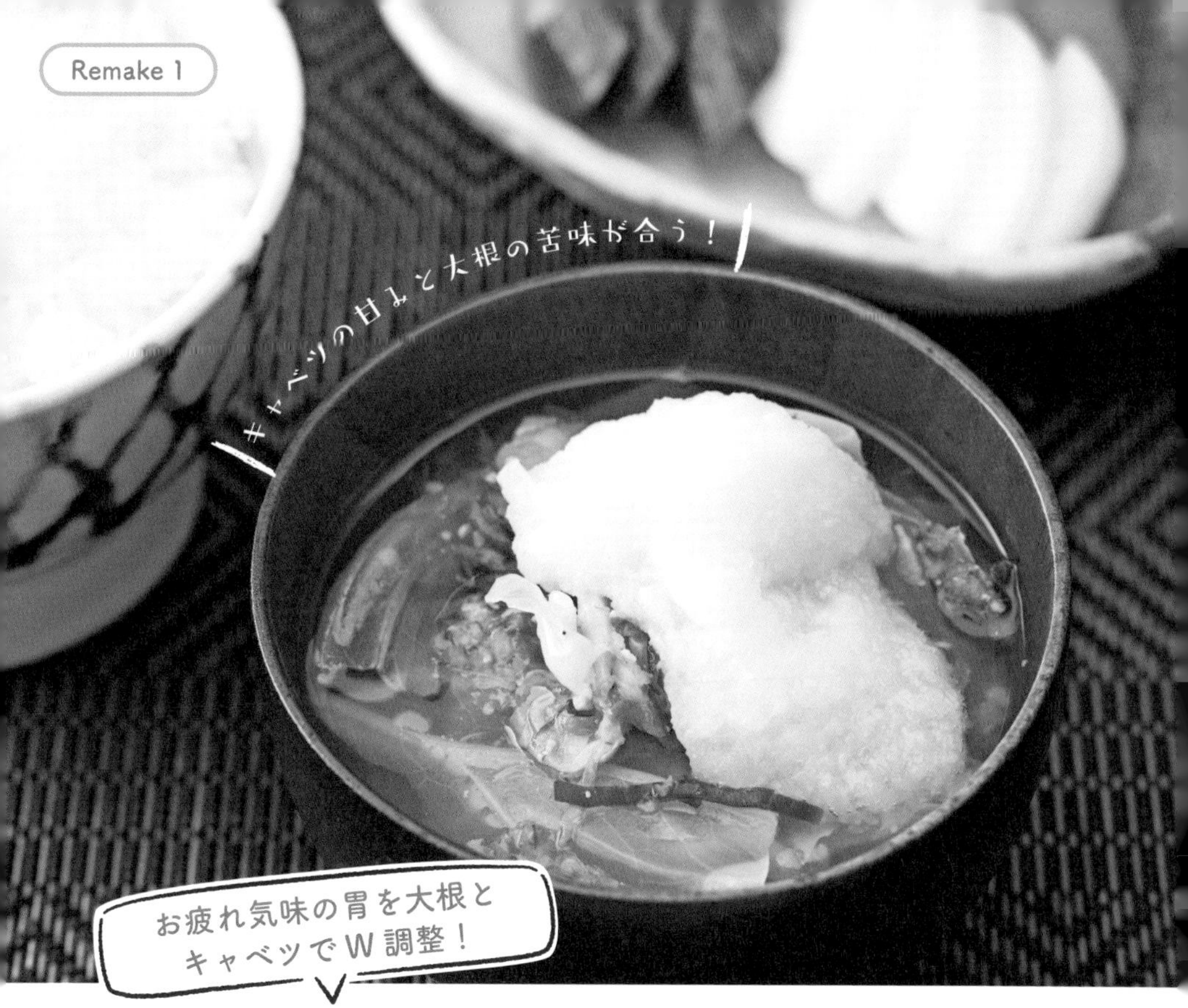
キャベツの甘みと大根の苦味が合う！
お疲れ気味の胃を大根とキャベツでW調整！

大根おろしのとろろみそ汁

材料（2人分）

大根（皮ごとすりおろす）…… 5cm程度
長いも（皮ごとすりおろす）…… 5cm程度
塩こんぶキャベツ …… 100g
しょうが（すりおろす）…… 2片
けずり節 …… 1つかみ
水 …… 400mL
みそ …… 大さじ1

作り方

1：大根、長いもは混ぜ合わせる。

2：鍋に水、キャベツ、しょうが、手で粉々にしたけずり節を入れ、中弱火にかける。火が通ったらみそを溶き入れる。

3：器によそい、1をのせる。

オススメは 大根

「消食」の働きで消化不良を解消します。胃もたれやお腹の張りに効くほか、便通を改善する作用も。

Remake 2

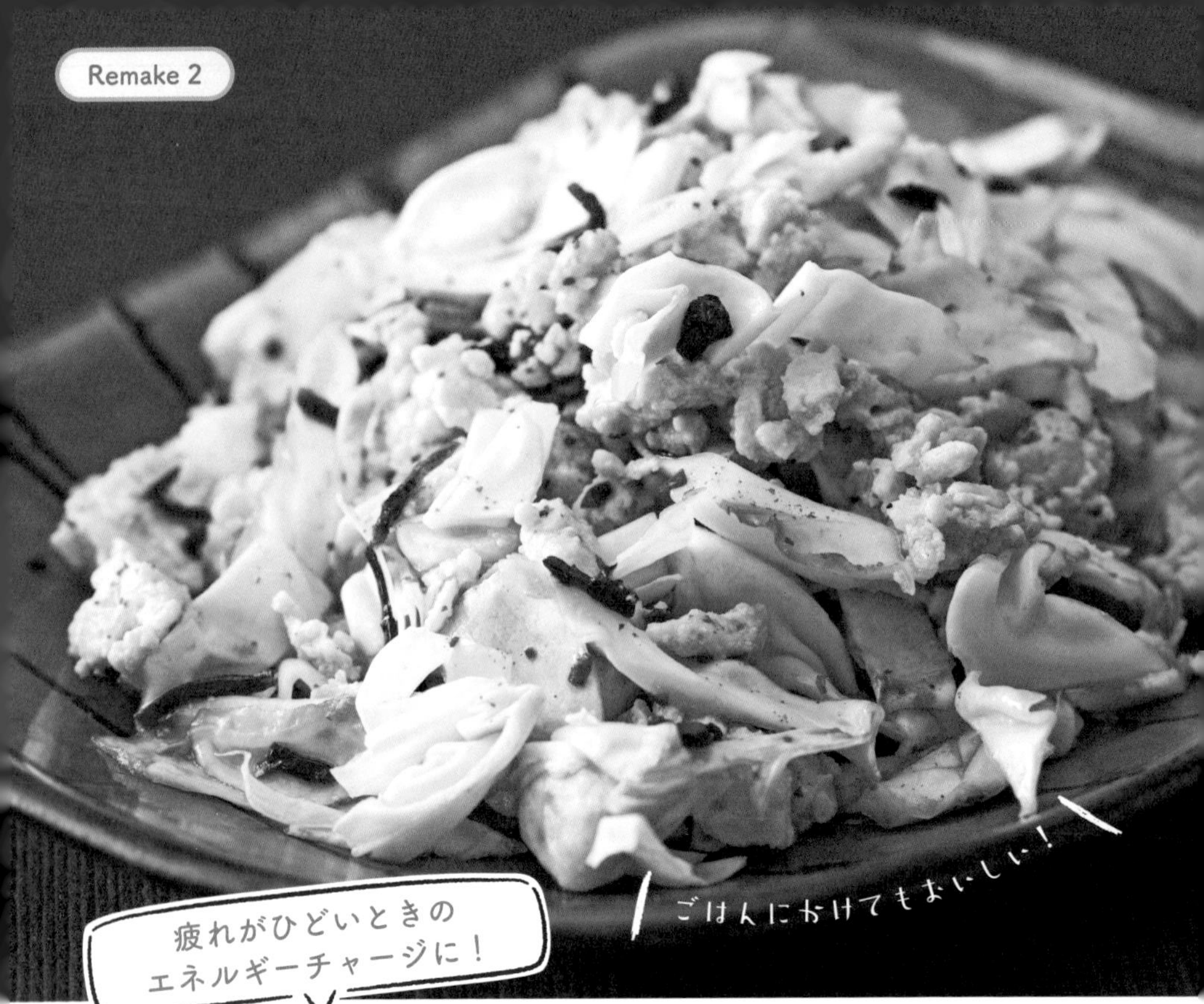
ごはんにかけてもおいしい！
疲れがひどいときの
エネルギーチャージに！

鶏ひき肉のガパオキャベツ

材料（2人分）

鶏ひき肉……150g
オリーブオイル……大さじ1
にんにく（薄切り）……2片
A
酢、ナンプラー……各大さじ1と1/2
塩こんぶキャベツ……300g
B
ブラックペッパー、七味唐辛子
……各少々（好みで）

作り方

フライパンにオリーブオイルをひき中弱火で熱し、鶏肉、にんにくを炒める。火が通ったらAを加え、全体を混ぜ合わせる。器に盛り、好みでBをふる。

オススメは 鶏肉

疲れやすい、無気力など、「足りない気を補う」食材です。タンパク質も豊富で肝臓の解毒を助ける効果も。

Remake 3

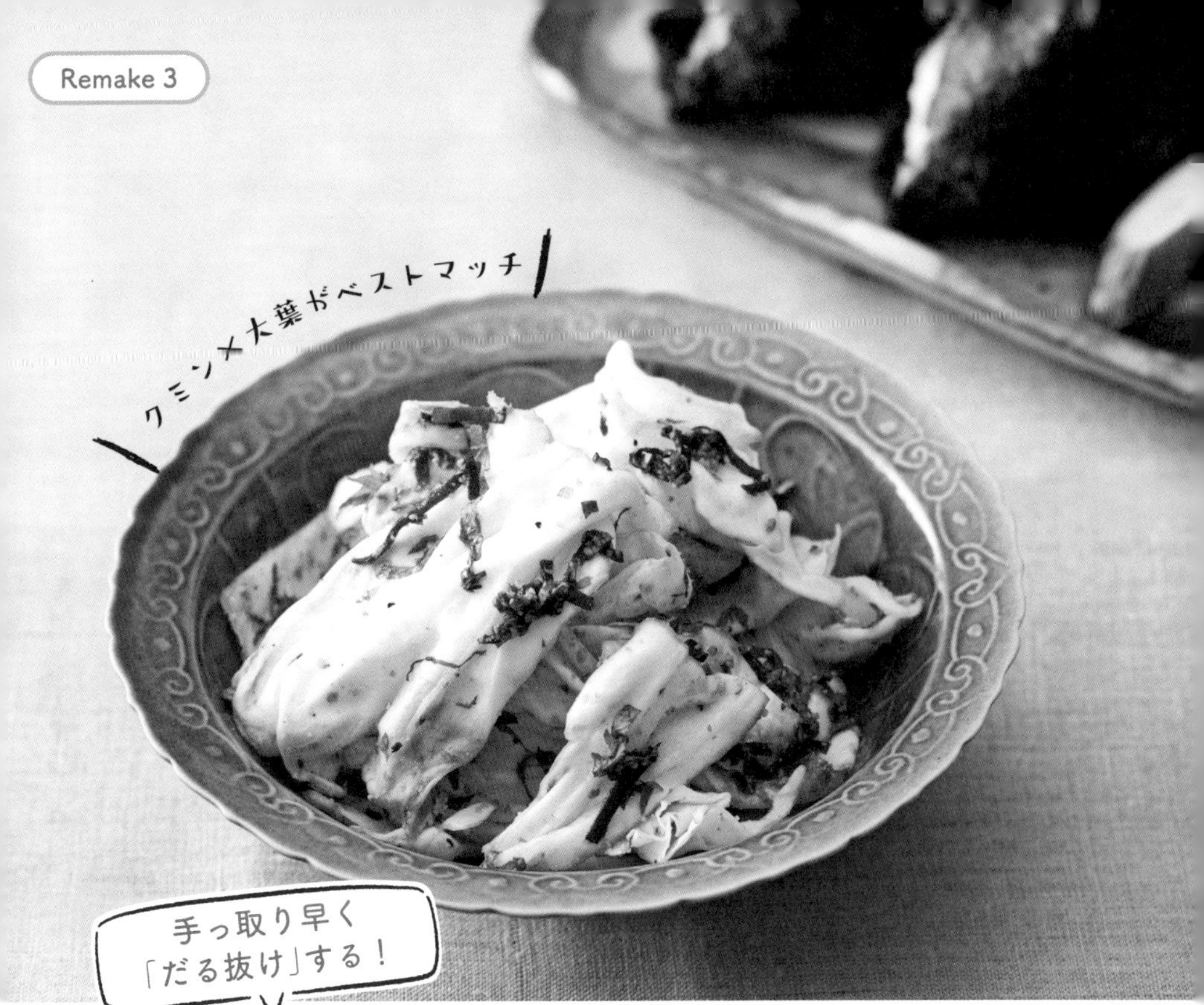
クミン×大葉がベストマッチ
手っ取り早く
「だる抜け」する！

キャベツとスパイスの漬物

材料（2人分）

塩こんぶキャベツ	150g
大葉（刻む）	10枚
すりごま	大さじ1
みそ	小さじ1
クミン、ブラックペッパー	各適量

作り方

ポリ袋にすべての材料を入れ、手でもんでよくなじませる。

オススメは 大葉

気のめぐりをよくし、胃腸の働きを助けます。ストレスが強いときに食べれば、副腎疲労もやわらぎます。

こんなときはどうする？ キャベツ生活Q&A

Q1 毎日たくさん食べても大丈夫？

A 薬膳的な性質としても「平」であり、体を温めも冷やしもしないため、季節・体調にかかわらず食べ続けることができます。食前によく噛んで食べると血糖や食欲のコントロールにつながるうえ、胃腸の働きを整えるためにも役立ちますよ。

Q2 朝昼晩、食べる時間で違いはある？

A 体へのメリットは時間帯でそれぞれ。朝は体に「朝であること」を知らせたり、腸内環境を整えたりするためにも、食物繊維を摂ると◎。キャベツは食べても血糖値が上がりにくいので、昼に食べると食後の眠気を抑えられ、仕事中も集中力が保てます。夜ごはんもキャベツから食べると胃腸の負担が軽くなり、血糖値が安定するので、睡眠の質の向上やダイエットにもぴったりです。

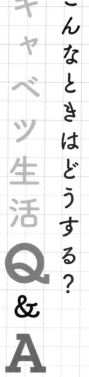

Q3 キャベツ代わりに白菜や紫キャベツ、芽キャベツでもいい？

A OKです。消化不良によるだるさの改善に必要なのはキャベジン。キャベジンを含む代用食材はほかに、レタス、セロリ、パセリといったものです。旬で安い時期などはそれらで代用してもかまいません。セロリ、パセリは味にクセがあるため、りんごやオレンジといったフルーツとともにサラダにすると食べやすくなります。

Q4 キャベツの芯の部分も食べたほうがいい？

A 外側の葉ほどビタミンCが豊富で、芯に近いほどミネラルやキャベジンが豊富です。芯の部分は硬いですが、細かく刻めばもちろん生でも食べられます。硬くて食べにくいという人は、シュウマイやギョウザなどの肉だね、ハンバーグやつくねに混ぜ込むのもオススメ。かさ増しにもなりますし、カロリーコントロールや栄養価アップにも役立ちます。

Q5 1週間分作っておいてもいいの？

A キャベツはいったん調理してしまうと鮮度が落ちやすいので、作り置きするにしても3～4日分がオススメです。1週間分をストックしたい場合は発酵させましょう。キャベツ1玉（1kg）に対して小さじ4の塩（総量の4％）をなじませ、常温で3日間放置すると乳酸発酵キャベツになります。

Q6 キャベツに飽きてきたら、ほかの野菜を使ってもいい？

A 湿熱によるだるさの改善に必要なのは硫黄化合物。解毒力は担保してほしいので、キャベツと同じく硫黄化合物を含むアブラナ科かユリ科の食材なら変更OK。スルフォラファンやアリシンという成分が含まれ、体内のデトックス効果を高めます。大根、かぶ、ブロッコリースプラウト、かいわれ大根、ケール、ルッコラ、クレソン、にんにくなどがオススメです。

Q7 実施何日目くらいから体に変化が出る？

A　一般的には、キャベツ１玉を食べ終わる頃に味覚が整い、２玉目を食べ終える頃には変化が実感できるはずです。１～２週間続ければ「便通がよくなった」「肌の調子がいい」といった効果を感じられるでしょう。「スイーツめぐりが趣味」のように、今の食生活が大きく乱れている人ほど早く実感できるため、中には３日目くらいで「何か違う！」と感じる人もいます。

Q8 キャベツの効果を底上げする習慣は？

A　「塩こんぶキャベツを食べる」だけでも体は変わりますが、効果を高めたいなら「水をしっかり飲む」ことも実践してみて。人間が一度に吸収できる水分量は多くないので、コップ１杯の常温より温かい水をこまめに飲んでデトックスを加速させます。タイミングは、起床時、朝食前、外出先（10時頃）、昼食前、15時頃、帰宅時、夕食前、入浴前後、就寝前などがGood。

Column

食べ物は増えているのに栄養不足になっている？

今は飽食の時代ですが、パンやスイーツ、ハンバーガー、ラーメンばかり食べて、糖質や脂質過多になっていたり、ビタミンやミネラルが摂取できていない（浪費する）という問題も増えています。つまり、1日3食しっかり食べているのに、必要な栄養が不足するのです。この現象を、現代医学的な観点と、漢方医学における気・血・水の概念とを合わせて説明していきたいと思います。

「気」が不足しているときはエネルギーが足りていない

漢方医学では、気・血・水が充実していると、心と体は健康に保てると考えます。気は免疫系、血は神経系、水は内分泌系を司っていて、これらが過不足なく、つねに体をめぐっていることにより体の恒常性（体内の環境を一定に保とうとする性質）が保たれ、健康が維持されるのです。

その中の「気」が不足して代謝が落ちたり、疲労している場合。食事からカロリーだけは摂取できていても、糖質の摂りすぎによってビタミンB群などの栄養を浪費している可能性があります。また、腸内環境を乱し、栄養吸収を妨げている可能性もあります。

さらに、日頃から糖質をたくさん摂ったり、運動不足だったりする人は、インスリンがうまく作用しないことで細胞内に栄養が届かず、細胞が飢餓状態になっている場合も。そして、ストレスが多く副腎からのコルチゾールの分泌が多いと、筋肉などのタンパク質が分解され、タンパク質不足になっている可能性があります。

「血」が不足しているときは胃と腸が不調かも

次は「血」が不足して、メンタルが不安定になっている場合。小麦の摂りすぎで腸内に生息するカンジダ菌が増殖し、鉄が盗まれていることがあります。小麦が好きな人は、「健康にいい」と思ってサプリで鉄分を補給していたとしても、それがカンジダ菌のエサになっている可能性もあるので要注意！　まずはグルテンを控えめに。

また、ピロリ菌がいたり、常習的に胃薬を飲んで胃酸の分泌が不足したりすると、タンパク質や鉄の消化吸収が下がるため、食べ物から栄養をうまく体に取り込めないことがあります。腸などに炎症があると、肝臓で作られるヘプシジン（鉄代謝調整ホルモン）が増加して、鉄の吸収を抑制している場合も。女性は特に、貧血や冷えなど代謝の低下に悩む人も多いですが、鉄やタンパク質の吸収を阻害している原因がないか、振り返ってみるといいでしょう。

「水」が不足しているときは胆汁酸不足かも

「水」が不足してホルモン分泌に問題が生じている場合。脂溶性の栄養の質・吸収に問題があるかも。性ホルモンや副腎皮質ホルモンなどは脂溶性で、コレステロールから作られています。同じくコレステロールから作られる胆汁酸は、ビタミンA・D・E・Kやオメガ3脂肪酸といった脂溶性の栄養の消化吸収を促し、脳や細胞、ホルモンなどを正常に保ちます。胆汁酸は約95％が再利用され、腸と肝臓の間を循環します（66ページ参照）。腸や肝臓を元気にすることは、胆汁とともに毒素の排泄を促すのにも役立ちます。食物繊維不足や飲酒習慣で、胆汁酸不足になることもあるので注意しましょう。

気・血・水不足のいずれが原因にしても、体全体の働きに関係する腎を整えると、すべてが整います。キャベツは体内のインフラの整備に欠かせない存在です。キャベツを食べれば食べるほど、本来の健康を取り戻せるはずです。

ズボラでも
続けられる
キャベツ腎活

PART 2

あなたのデトックス機能、働いてる？

食事から摂った栄養素は、小腸から肝臓に運ばれます。肝臓は摂取したものに含まれる有害物質を毒性の低いものに変え（解毒し）水に溶けないものは胆汁として再び小腸に運ばれ、便として排出されます。胆汁は95％が再利用されますが、腸内環境が悪いと毒性の高い胆汁酸が増え、腸肝循環している胆汁は、毒素を含んだまま長い間体の中に留まることに。水に溶けるものは血液と一緒に腎臓に運ばれ、尿として排出されます。デトックス機能はつながっているので、肝臓の機能が落ちると、代わりに腎臓が働いてサポートすることにもなります。

きちんと**デトックスできる体**を作るには、

肝臓、腸、腎臓、すべてを整える必要があるのです。

有害物質の排出経路

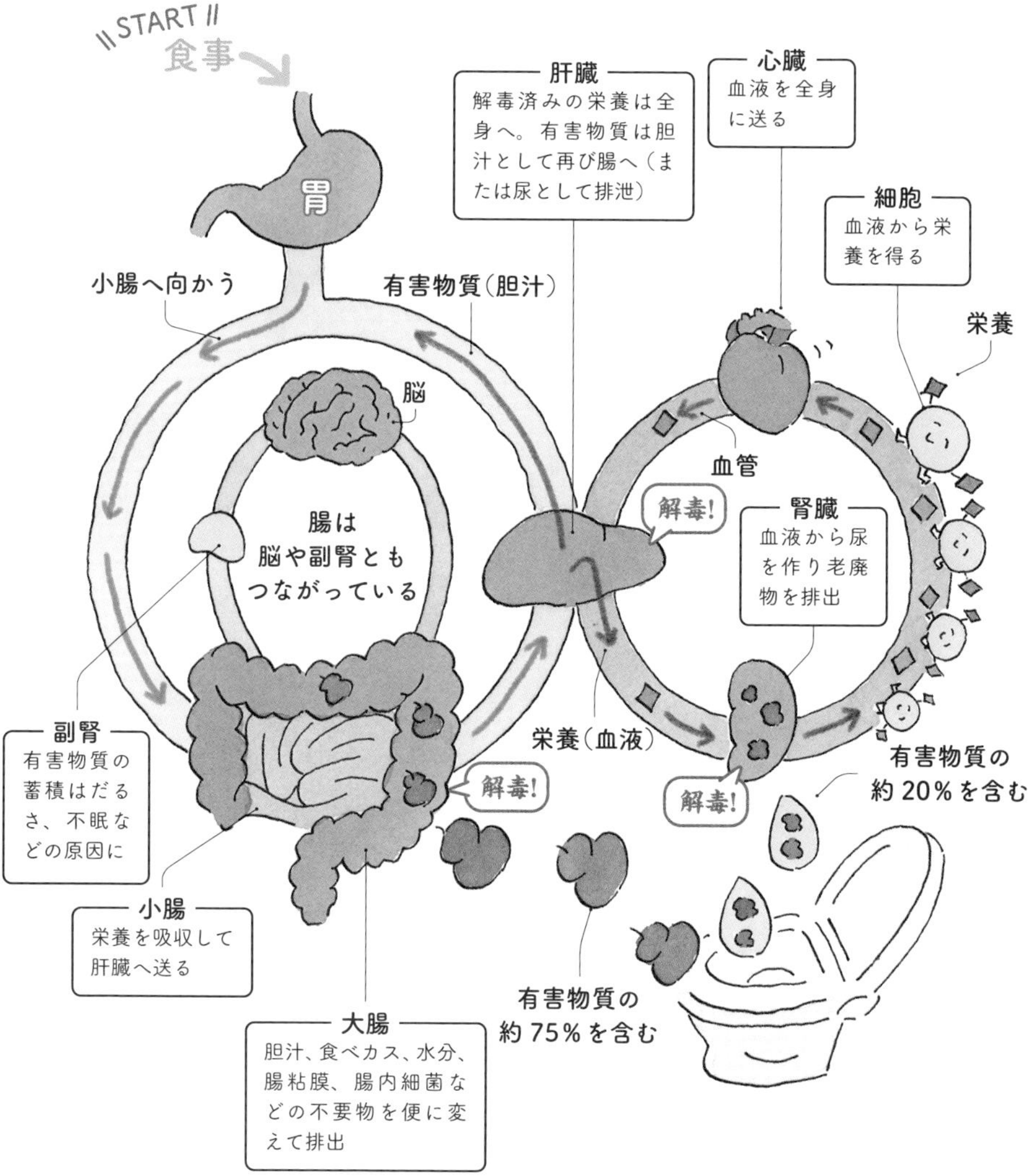

重金属などの有害物質は、おもに胆汁に乗って便となり排出されるルートと、血液に乗って尿から排出されるルートの2つに分けられる。

現代は何もしなくても毒があふれている

現代社会では毎年2000もの化学物質が作られます。

食事をし、水を飲み、呼吸をするだけで

毒を取り込んでしまう状態です。

例えば生殖、免疫、神経系などに異常をきたす内分泌かく乱物質です。

ゴミを燃やすときに出るダイオキシンなどが有名です。

水銀やアルミニウムといった重金属は、マグロなどの大きな魚や歯の詰め物、缶詰、アルミホイル、制汗剤からも体内に入ります。

蓄積すると、必須ミネラルである亜鉛や銅が正常に働かなくなり、代謝や免疫が低下したり、脳やミトコンドリア※に影響したりします。

また、精製された砂糖、人工甘味料、異性化糖（ぶどう糖果糖液糖）、トランス脂肪酸、アルコールも立派な有害物質です。

※体を動かすエネルギーを作り出す器官。細胞内にある

毒ってどんなもの？

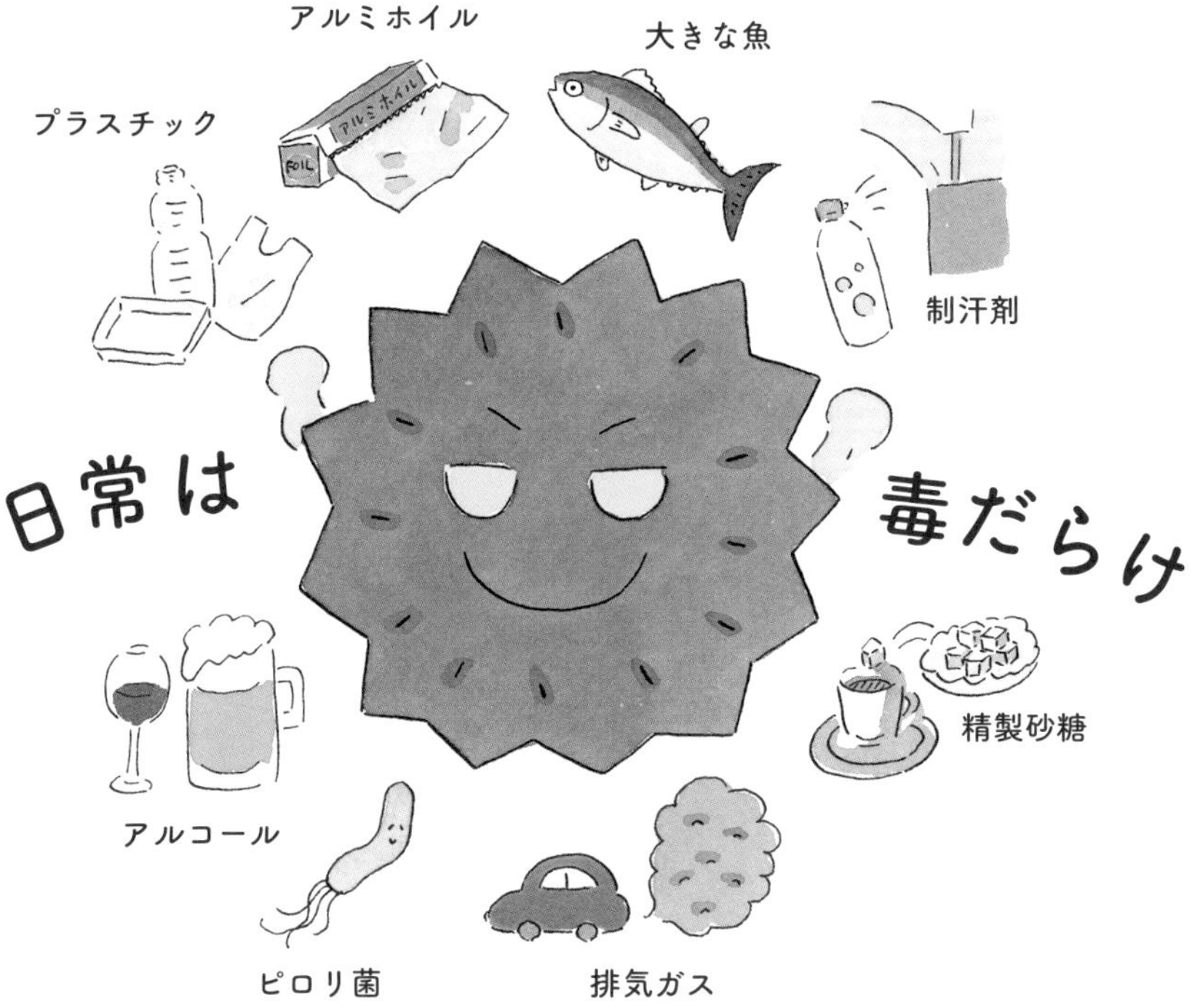

毒はさまざまな経路で体内に侵入する。でも完全に避けることは不可能。毒を排出する力＝デトックス力を高めることが大切。

体質は食事で変えられる！

体質は人それぞれです。
それは両親から受け継いだ「先天の精」、現代的に言えば遺伝的要素によって決定されます。
遺伝子の情報は生涯変化しませんが、
最近の研究では、**遺伝子がどう働くかは、食事を中心とした生活習慣によって変わる**
ということがわかっています。これをエピジェネティクスと呼びます。
これが漢方医学でいう「後天の精」だと言えるでしょう。
食事の質を見直すこと、まずはキャベツを食べることで、
体質も少しずつ変えられるのです。

食事は遺伝を超える!?

先天の精

=

生まれながらに
両親から
受け継ぐもの

腎に貯まっている精（腎精）のこと。先天の精が多いほど体が強く、少ないほど虚弱傾向。遺伝的な要素として、アレルギー体質などがあるが、これは環境要因（後天の精）と重なって発症することが多い。

後天の精

=

生まれてから
食事や環境、
習慣で補って
いくもの

エピジェネティクス（遺伝子の発現が変わる現象）と考えることができ、遺伝子の働きは環境要因によって左右される。中でも食生活が与える影響がもっとも大きく、7割を占めるとされている。

↓

腎活で
体質は変えられる！

キャベツ1玉ラクラク消化レシピ

さて、ここまでのお話で、いかにキャベツが腎を整え、
健康維持に役立つか、おわかりいただけたのではないでしょうか。
もちろん塩こんぶキャベツはおいしいですが、
それでもキャベツ1玉を買って、
毎日同じ食べ方ばかりでは飽きてしまいますよね。
買ってから時間が経って、生だとおいしく食べられない。
芯の部分や、外側の大きな葉は生だと硬くて食べにくい。
そんなこともあるでしょう。
そこで、**キャベツ1玉をおいしく食べられて、**
かつ、メインおかずになるようなレシピを
いくつかご紹介したいと思います。

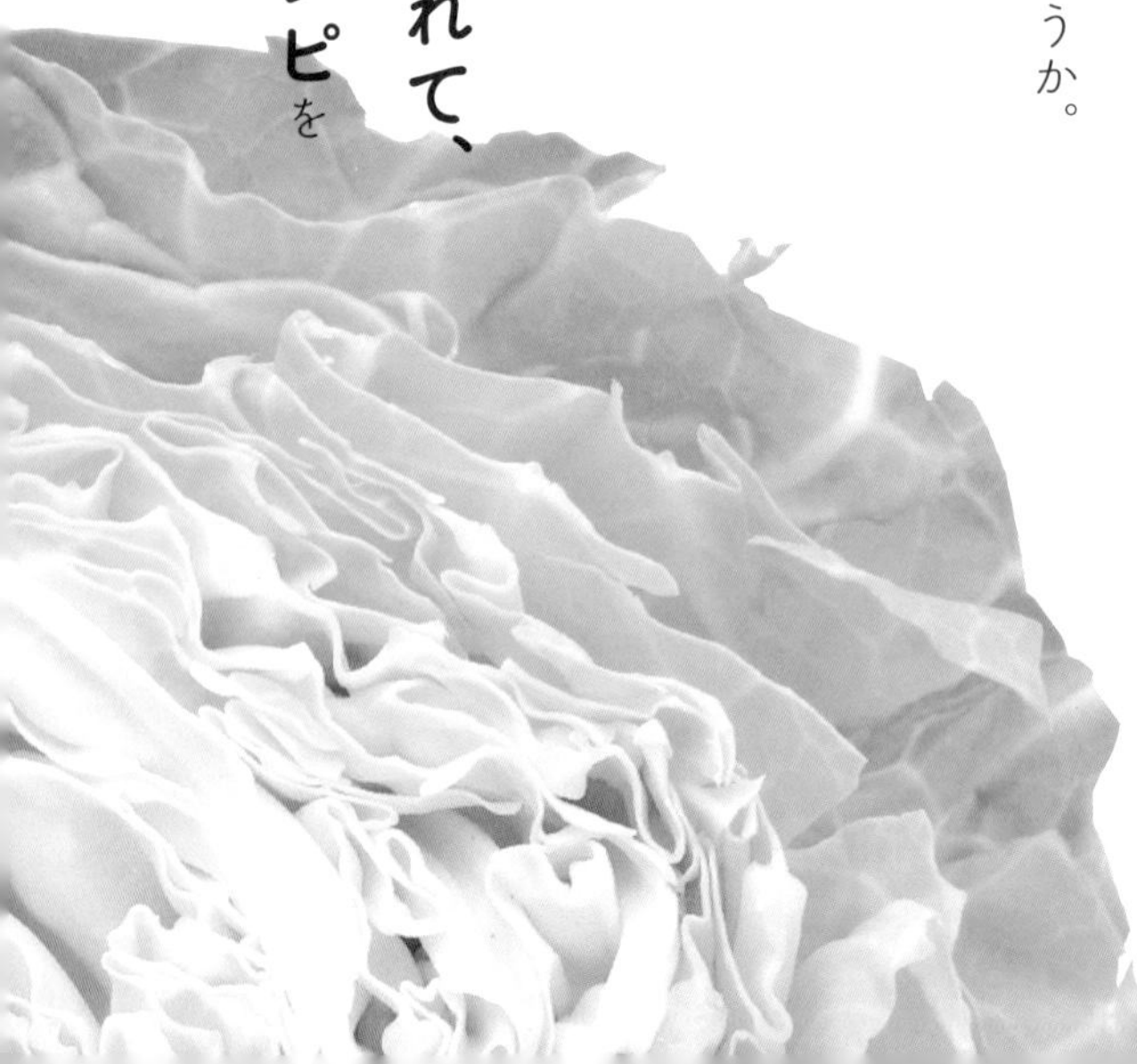

キャベツ＝副菜というイメージもありますが、
キャベツはどんな食材とも相性がいいので、
肉や魚などタンパク源と合わせれば、
お腹も満足のボリュームおかずに大変身。
また、味自体は淡泊なので、
いろいろな味つけが楽しめるのも魅力です。
芯は、細かく刻んでシュウマイやハンバーグといった肉だねに
混ぜてしまうのもいいアイデア！

生でも、加熱しても食べられる、
どんな調理法でもＯＫなのもうれしいところ。
レパートリーが増えれば、
毎日楽しくキャベツ生活を続けられるはずですよ。

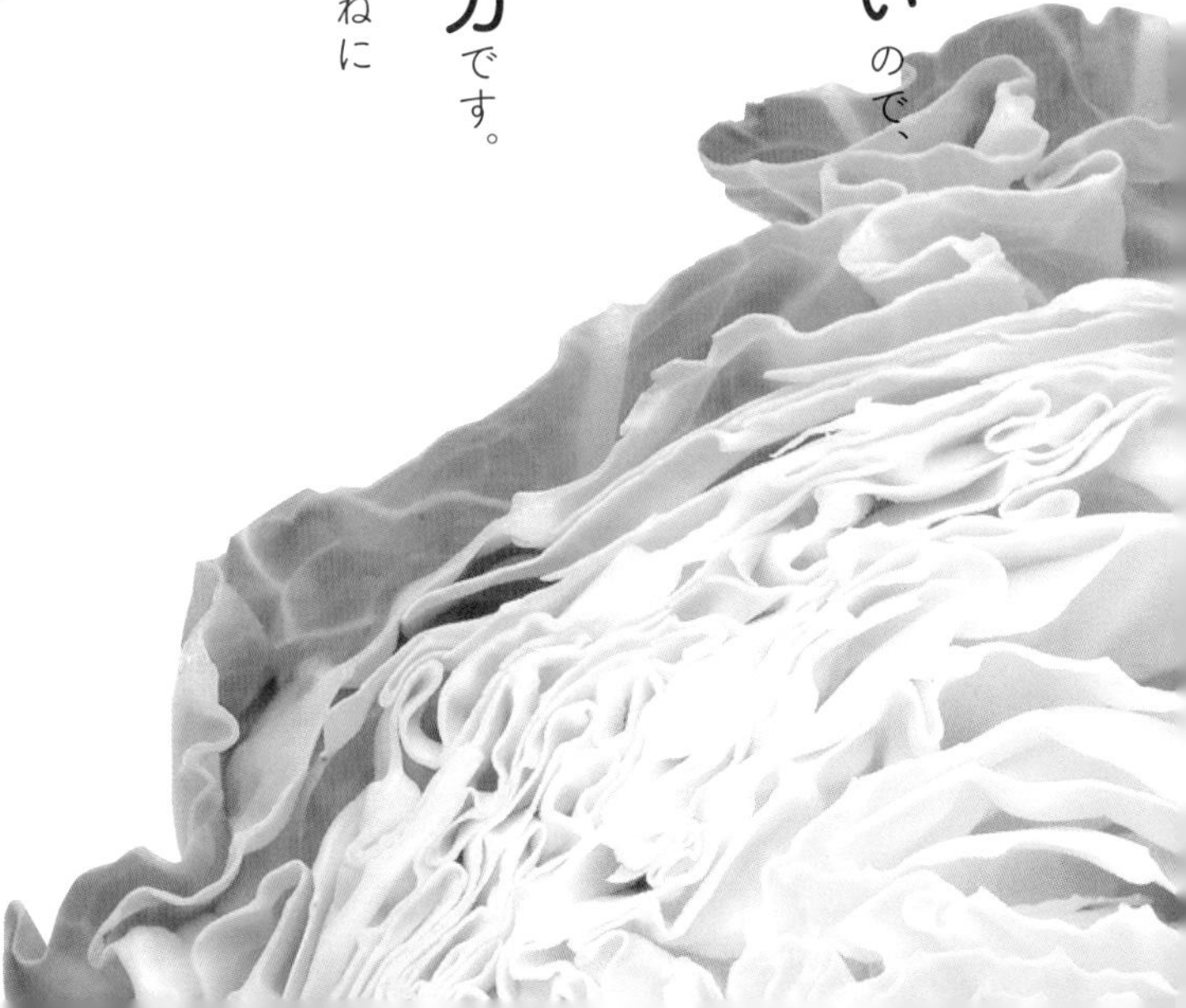

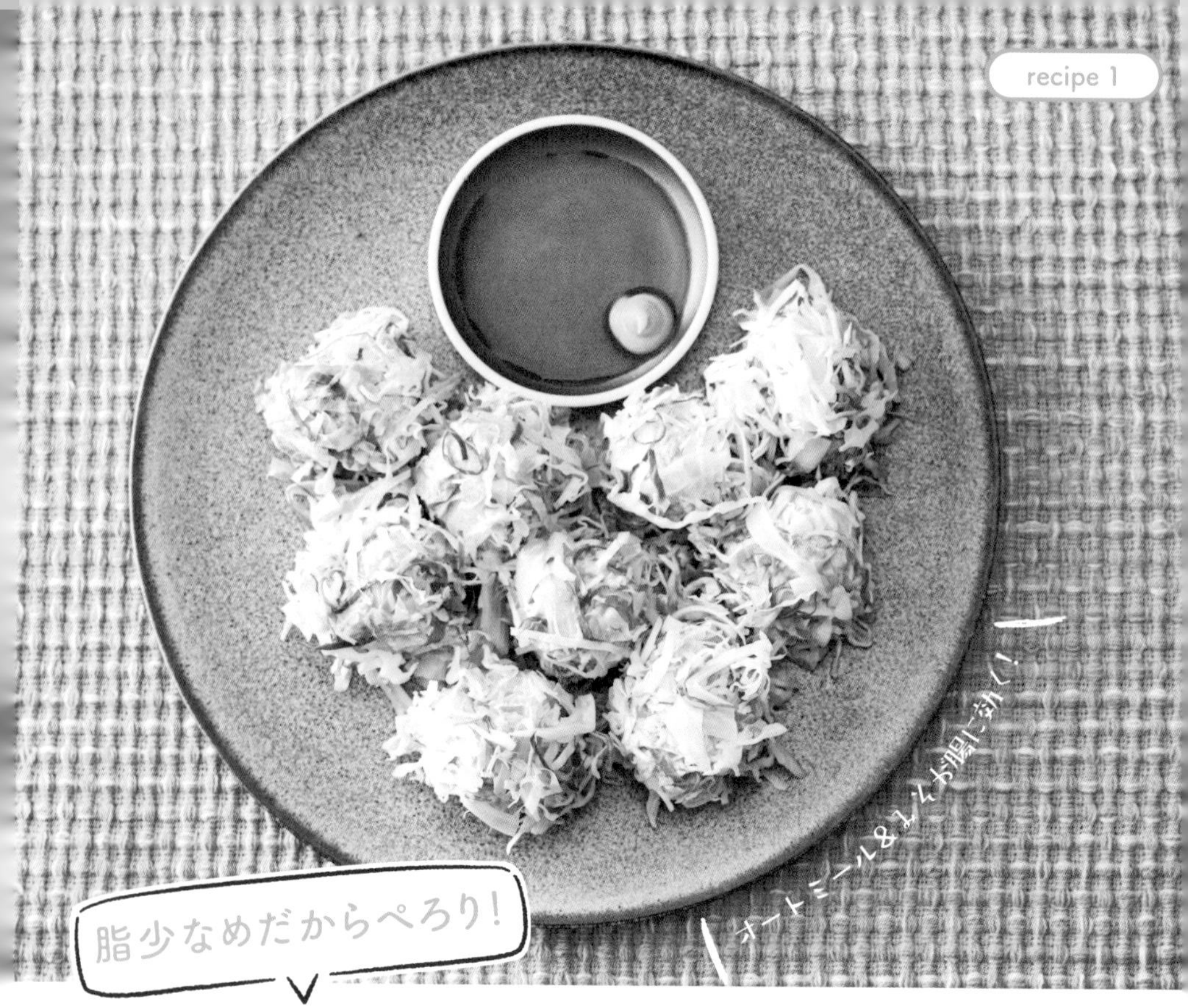
recipe 1
オートミール&みそが腸に効く!
脂少なめだからぺろり!

胃弱さんのシュウマイ

材料（2人分）

A
キャベツ（みじん切り）……たっぷり（芯の部分）

B
キャベツ（千切り）……たっぷり
鶏ひき肉……150g
オートミール……大さじ1
みそ……小さじ2
しょうが（みじん切り）……1片
しょうゆ、からし……各適量（好みで）

作り方

1：ポリ袋にBを入れてよくこね、ひと口大に丸める。Aを全体にまぶし、耐熱容器に並べる。

2：耐熱容器にラップをかけ、電子レンジ（600W）で5分ほど加熱する。

3：好みでしょうゆ、からしをつけていただく。

recipe 2

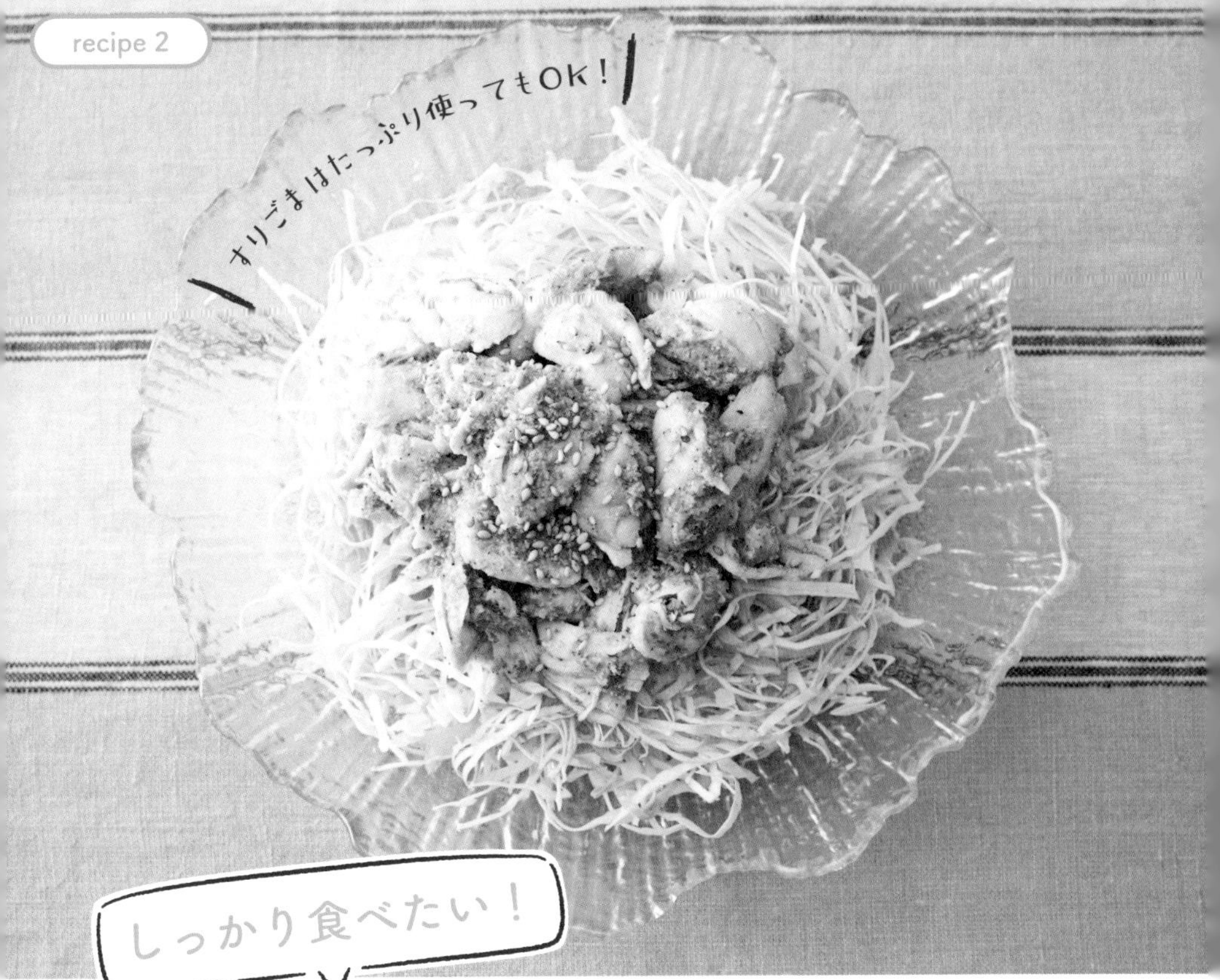

しっかり食べたい！

腹ペコさんのバンバンジー

材料（2人分）

鶏ささみ	2本
キャベツ（千切り）	たっぷり
A	
みそ、みりん、酒	各大さじ1
すりごま	大さじ2
ごま	適量（好みで）

作り方

1：鶏肉、Aをポリ袋に入れ、電子レンジ（600 W）で裏表1分半ずつ加熱する（火が通っていない場合は30秒ずつ追加）。

2：袋を電子レンジから取り出し、袋のまま手でささみをほぐして調味料とあえる。

3：器にキャベツを盛り、ささみをのせ、好みでごまをふる。

recipe 3

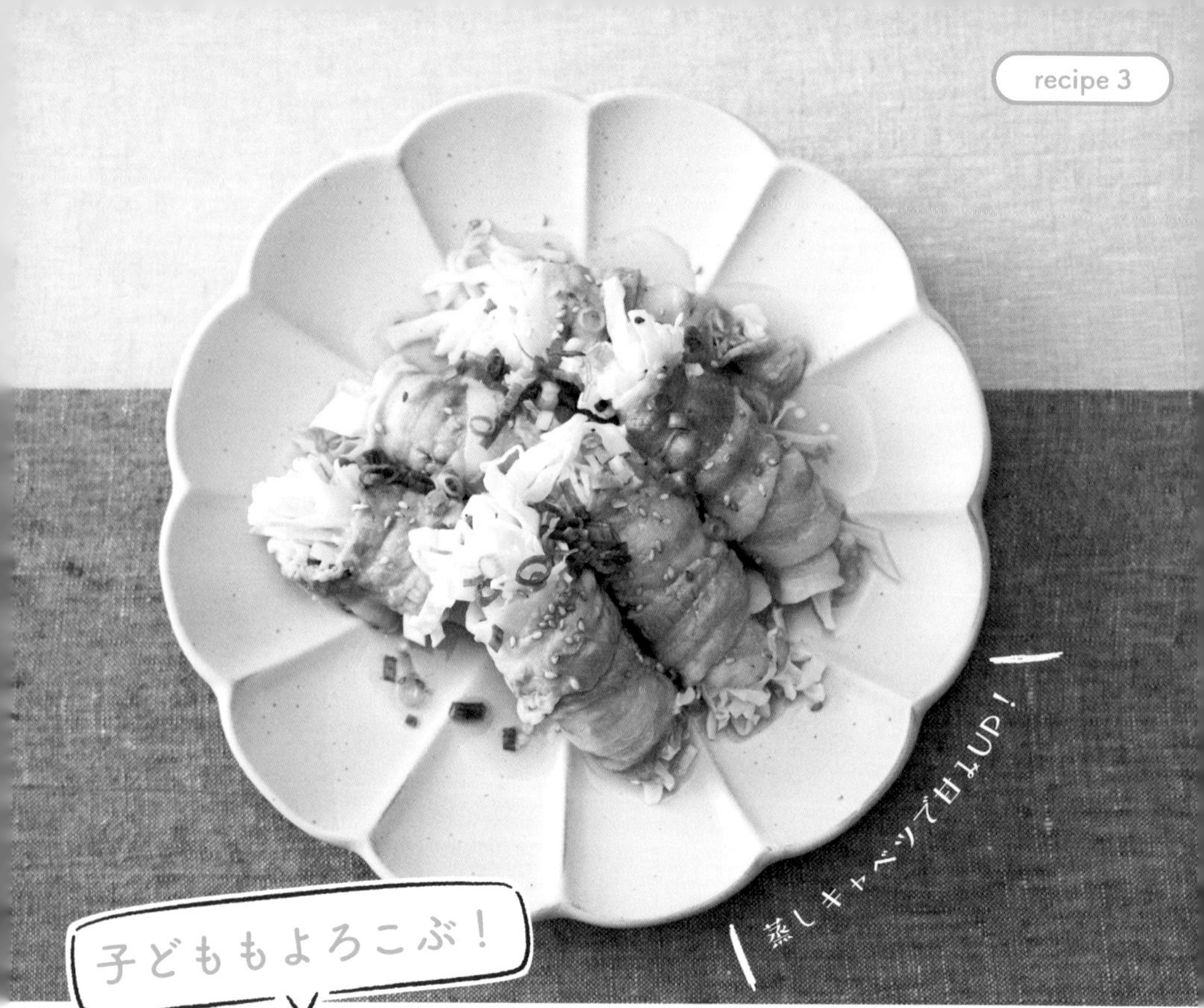

子どももよろこぶ！

大家族さんの豚バラ巻き

材料（2人分）

豚バラ薄切り肉……150g
キャベツ（千切り）……好きなだけ

A
水、酒……各大さじ1
しょうゆ、みりん……各小さじ1

ねぎ……適量
ごま……大さじ2

作り方

1：豚肉にキャベツをのせて巻き、耐熱容器に並べる。豚肉の枚数分作る。

2：混ぜ合わせたAを全体にかけ、ラップをして電子レンジ（600W）で4分ほど加熱する。器に盛り、ねぎを散らし、ごまをふる。

●この本をどこでお知りになりましたか?(複数回答可)

1. 書店で実物を見て　2. 知人にすすめられて
3. SNSで (Twitter:　Instagram:　その他　)
4. テレビで観た (番組名:　)
5. 新聞広告 (　新聞)　6. その他 (　)

●購入された動機は何ですか? (複数回答可)

1. 著者にひかれた　2. タイトルにひかれた
3. テーマに興味をもった　4. 装丁・デザインにひかれた
5. その他 (　)

●この本で特に良かったページはありますか?

[　]

●最近気になる人や話題はありますか?

[　]

●この本についてのご意見・ご感想をお書きください。

[　]

以上となります。ご協力ありがとうございました。

お手数ですが
切手を
お貼りください

郵便はがき

150-8482

東京都渋谷区恵比寿4-4-9
えびす大黒ビル
ワニブックス書籍編集部

お買い求めいただいた本のタイトル

本書をお買い上げいただきまして、誠にありがとうございます。
本アンケートにお答えいただけたら幸いです。
ご返信いただいた方の中から、
抽選で毎月5名様に図書カード（500円分）をプレゼントします。

ご住所　〒 TEL（　　　-　　　-　　　）	
（ふりがな） お名前	年齢 歳
ご職業	性別 男・女・無回答
いただいたご感想を、新聞広告などに匿名で使用してもよろしいですか？（はい・いいえ）	

※ご記入いただいた「個人情報」は、許可なく他の目的で使用することはありません。
※いただいたご感想は、一部内容を改変させていただく可能性があります。

recipe 4

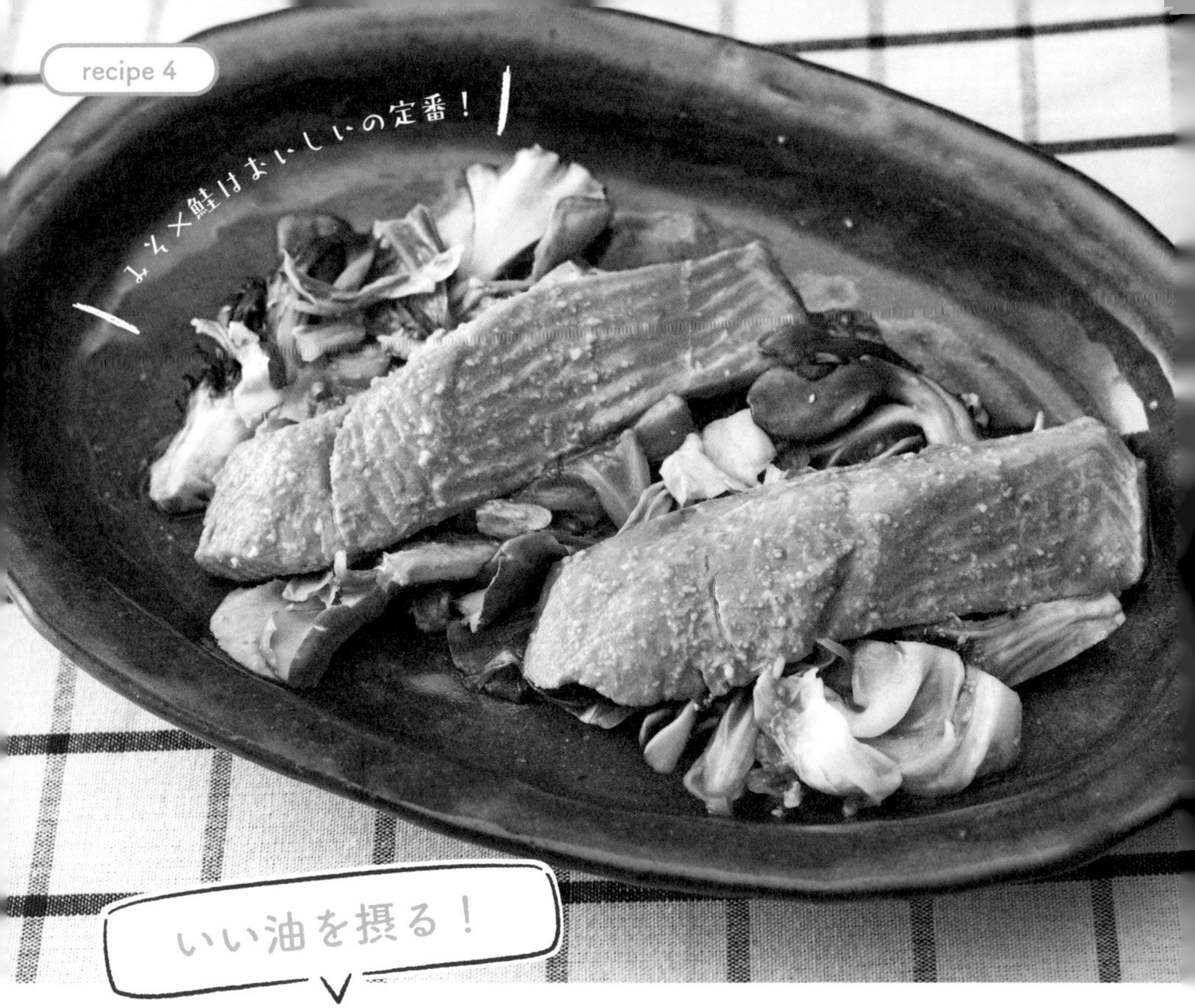

重だるさんの鮭レンジ蒸し

材料（2人分）

生鮭（食べやすい大きさに切る）……2切れ
キャベツ（食べやすい大きさにちぎる）……6枚
マイタケ（ほぐす）……1パック
オリーブオイル……大さじ1
A
水、酒……各大さじ2
みそ、みりん……各大さじ1

作り方

1：フライパンに油をひき中弱火で熱し、キャベツとマイタケを広げ、鮭をのせる。

2：合わせたAを1に回しかけ、フタをして10分ほど加熱する。

＊塩鮭を使用する場合はみその量を調整してください。

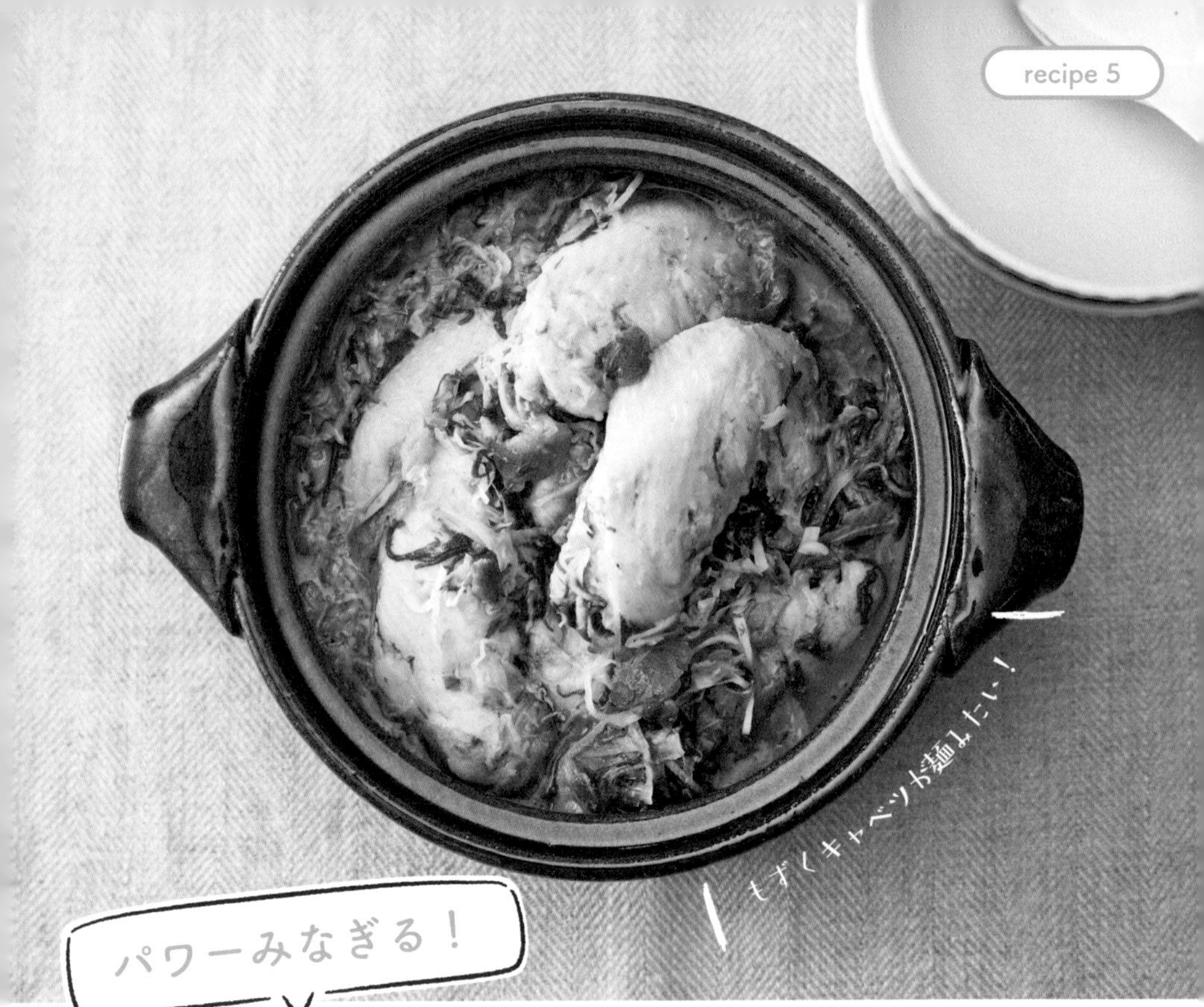

お疲れさんの手羽先鍋

材料（2人分）

手羽先（手羽元でも可）……5〜6本
キャベツ（千切り）……4〜5枚
しょうが（千切り）……2片
けずり節（手で粉々にする）……1つかみ
梅干し（種を取り除き粗く包丁で叩く）……1個
水……400mL
もずく……150g
塩……適量（好みで）

作り方

すべての材料を鍋に入れて火にかけ、15分ほど煮込む。好みで塩を加え、味を調える。

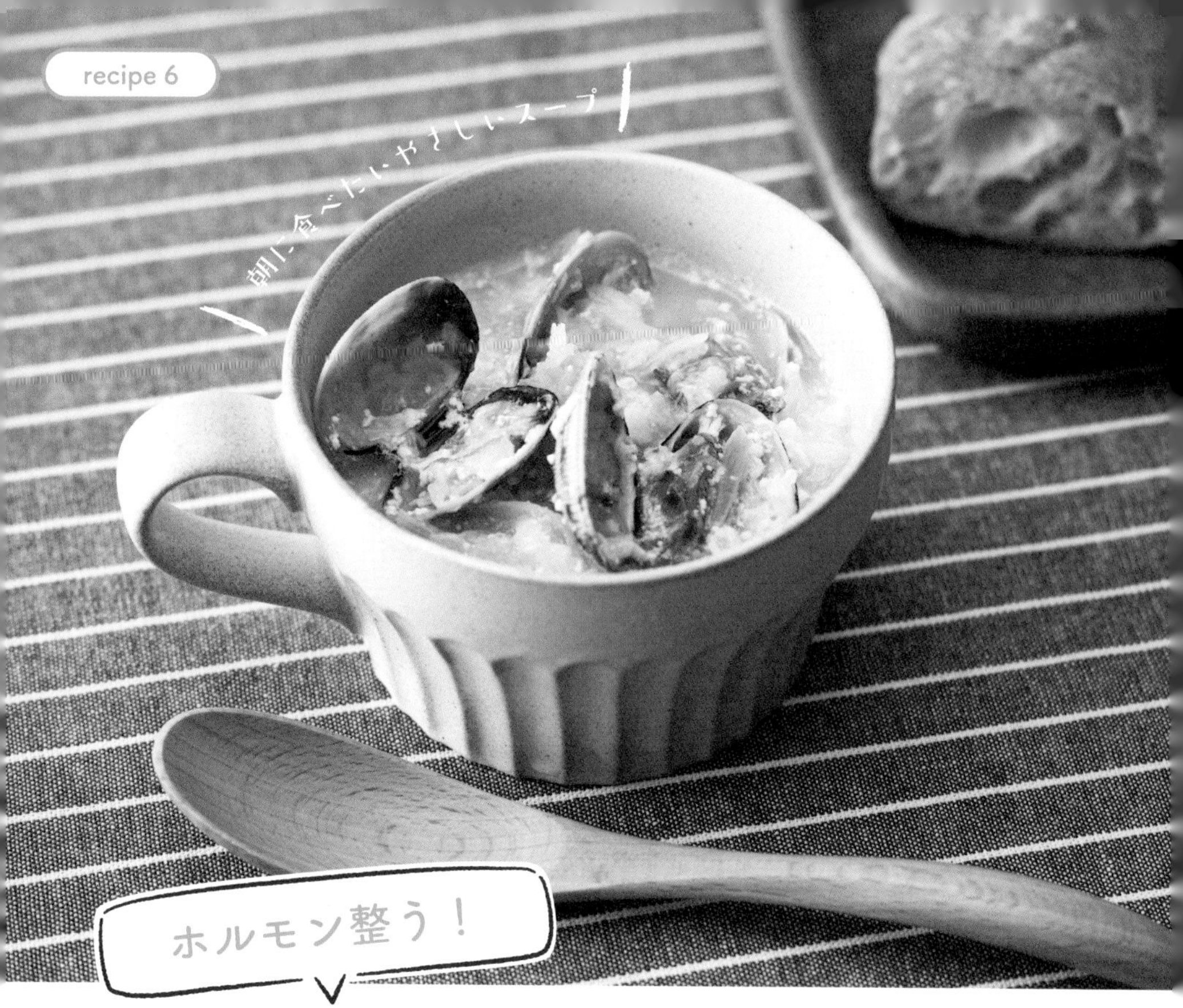
recipe 6
朝に食べたいやさしいスープ
ホルモン整う！

女の子の日のあさり豆乳スープ

材料（2人分）

A

玉ねぎ（薄切り）……1/2個

たらこ（ほぐす）……1腹

キャベツ（千切りまたはざく切り）……たっぷり

水……200mL

B

あさり……1パック（200g）

無調整豆乳……200mL

みそ……少々

作り方

1：鍋にAを入れ、中～弱火で10分ほど煮込む。

2：1にBを加え、あさりの殻が開くまで煮込む。

冷蔵庫にストック！
腎活食材の選び方

キャベツを切らしてしまった！　そんなときもあるかもしれません。ここでは私が冷蔵庫に常備している、キャベツ以外の腎活食材を紹介。まずはトマト。調理が面倒でも、

パッと取り出してそのまま食べられます。

ブロッコリースプラウトも、料理に添えるだけでOKの腎活食材です。どちらも抗酸化作用が高いのが特徴。しょうが、ねぎ、にんにく、大葉など、アクセントになる香りは解毒に◎。シーフードミックスはタンパク質が摂れて、タウリンや亜鉛を含み、食品添加物やアルコールといった有害物質を排泄する作用をもっています。良質な油の1つ「アマニ油」には抗炎症作用があり、ドレッシング代わりに使えて重宝しますよ。

冷蔵庫にストックしておきたいもの

シーフードミックス
良質なタンパク質を含む。タウリンやミネラルは解毒に欠かせない。

にんにく
解毒作用、抗菌作用が高いだけでなく、めぐりをよくし元気になれる。

大葉
香りがいいもの＝デトックス力が強い。気のめぐりを促しストレスケアにも。

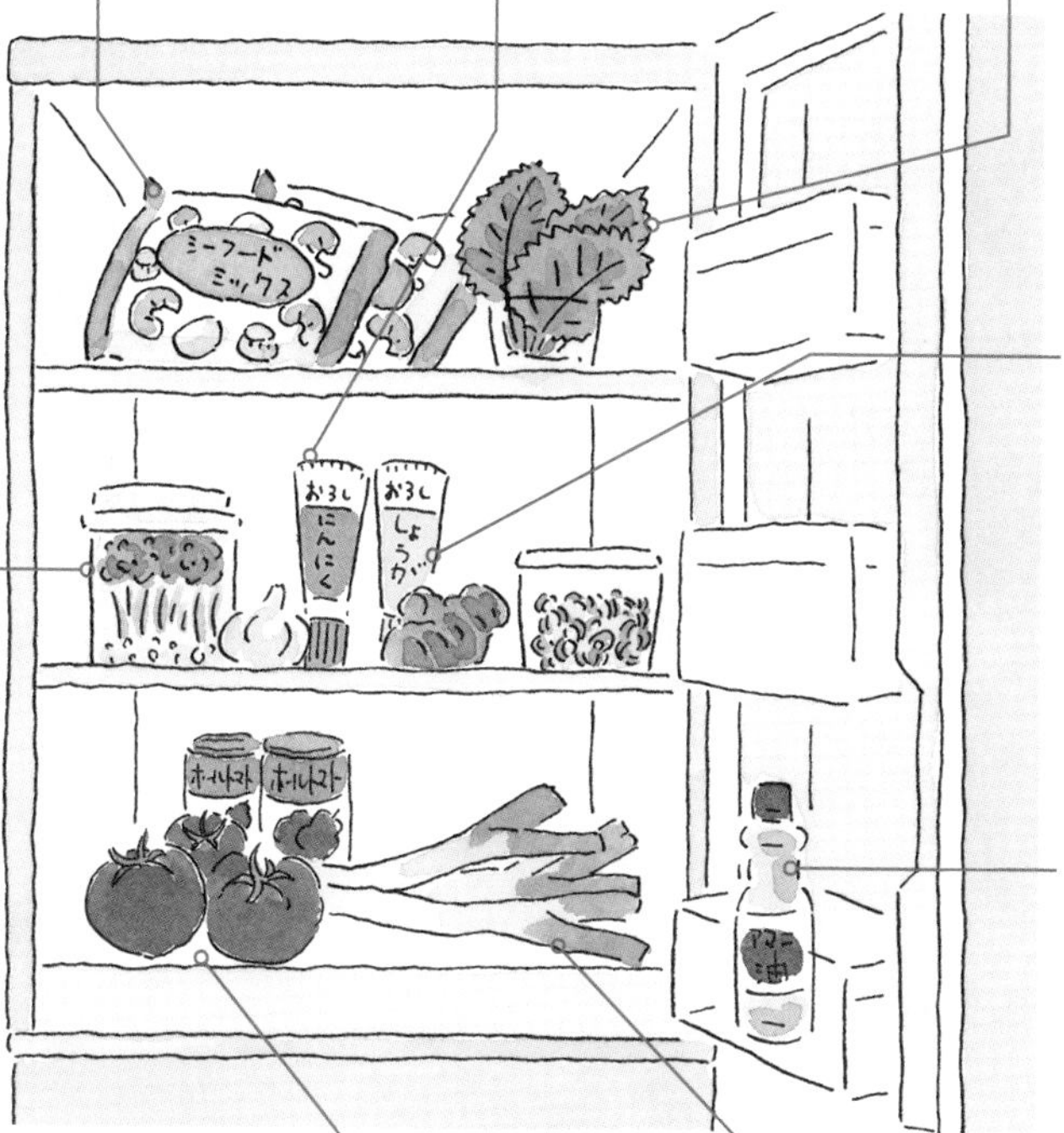

しょうが
生しょうがは抗菌作用が高く、加熱すると体が温まる。胃腸も整えるのでみそ汁や炒め物に。

アマニ油
炎症体質の人は油の見直しを。オメガ3脂肪酸は炎症を鎮めてくれる。

ブロッコリースプラウト
硫黄を多く含み肝臓を元気にするほか、抗炎症、抗酸化、抗糖化にも◎。

トマト
リコピンは抗酸化作用が高く、GABAには自律神経を整える効果もある。

ねぎ
抗菌作用が高く、パラッと混ぜれば彩りにもなり、栄養価もアップ。

腎活は調味料を上手に使えばいい

だる抜けに効くのは野菜や肉魚だけではありません。
調味料でも腎活はできるんです。

キャベツと一緒に調理すれば効果は倍増!

一刻も早くだる抜けしたい。この不調を今すぐどうにかしたい。
そんなときは調味料をうまく使って、

「最強のだる抜けごはん」を食べましょう。

オススメの調味料はココナッツオイルや粒マスタード、豆板醤、くず粉。
キャベツとのオススメの合わせ方(料理)までご紹介します。
ちなみにわが家に常備している調味料はしょうゆ、みりん、みそ、酢。
これだけあればスープの素やドレッシングがなくても何でも作れます。

オススメ調味料＆キャベツとの合わせ方

体内浄化！

血流アップ！

ココナッツオイル × しょうが

オススメの食べ方！ 豆乳スープ

小腸内に付着した添加物や老廃物などを除去し、抗菌作用もあるココナッツオイルは体内の浄化に◎。慢性疲労や甲状腺機能の改善にも役立ちます。血流を促すしょうがを取り入れれば効果もアップ。豆乳、キャベツと一緒に煮込んで豆乳スープにするのがオススメです。

肝臓の働きをサポート！

腎臓の負担軽減！

粒マスタード × 切り干し大根

オススメの食べ方！ マリネ

粒マスタードはスルフォラファンを含みます。胆汁の分泌と老廃物の排泄をアシストする食物繊維が豊富な切り干し大根と合わせれば、解毒の最終責任者である腎臓にかかる負担を軽減。マリネにするとGood。

腸活に！

疲労回復に！

豆板醤 × 豆腐

オススメの食べ方！ 麻婆豆腐

豆板醤は腸内環境を整えます。そこに抗酸化作用が高いビタミンE、肝臓の解毒を促すレシチン、疲労回復によいマグネシウムなど豊富な栄養を含む豆腐と、鶏ひき肉（またはツナ缶）をあえて麻婆キャベツに。

体を温める！

消化にいい！

くず粉 × 鶏ひき肉

オススメの食べ方！ 餡かけ

くず粉は胃腸の働きを助けつつ体を温めます。ひき肉は消化吸収がスムーズ、うまみも短時間で抽出可能。キャベツとひき肉を煮たものにくず粉を入れて餡かけにすれば、栄養の吸収と老廃物の排泄をやさしくサポート。

調理法だけでも腎は変わる！

揚げる、炒めるなど調理法はさまざま。中でも腎活にオススメなのは、**煮る、軽く焼く、ゆでる、蒸す**の4つです。

なぜなら、揚げる、炒める（そして焦がす）といった高温調理は老化や生活習慣病の原因となるAGEs（終末糖化産物）が発生しやすく、腎臓のろ過を担う毛細血管などが傷つくから。

「汁ごと食べる」「蒸したり、軽く焼いたりして焦げを作らない」この2つのコツを意識すれば、調理法だけでも腎にプラスです。

キャベツは生で食べることをオススメしていますが、普段の調理方法としても気にかけてみてくださいね。

ちなみに肉や魚の下ごしらえにレモンや酢を使うとAGEsを抑えられますよ。

だる抜け　オススメ調理法

煮る

だし汁などで食材を加熱。煮汁に食材の栄養素が溶け出すので煮汁ごといただいて。

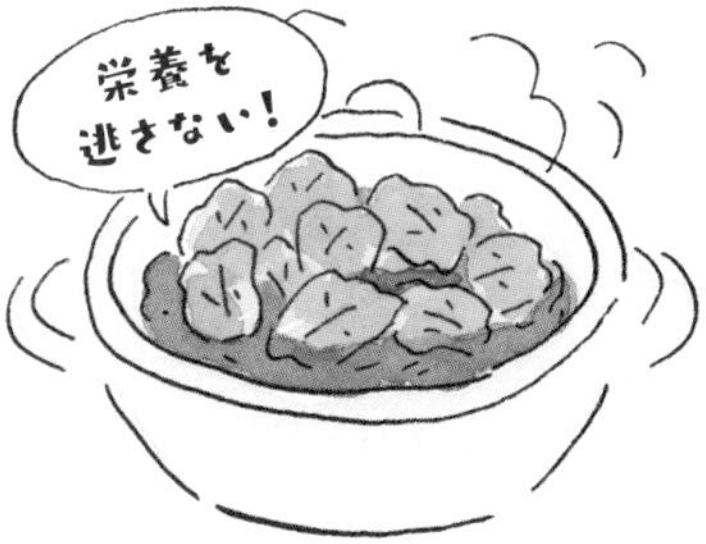
栄養を
逃さない！

軽く焼く

食材の水分が飛び、うまみが凝縮。野菜は甘味が増す。焦げないよう注意して。

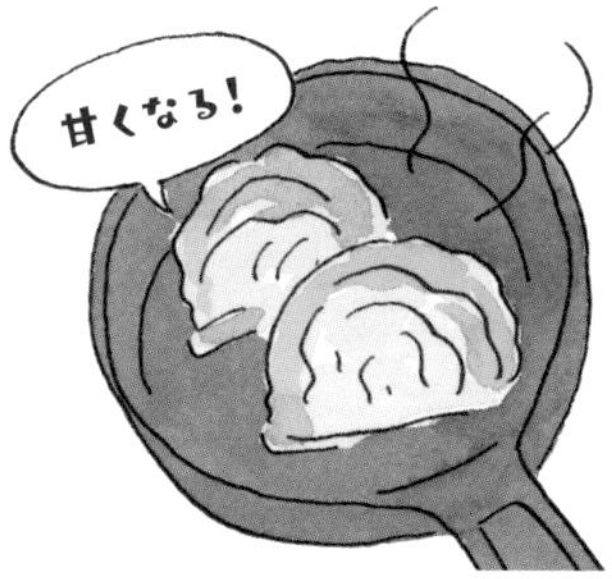
甘くなる！

ゆでる

「煮る」と同様、食材に含まれる栄養素が水分中に溶け出すため、汁ごと摂取すると◎。

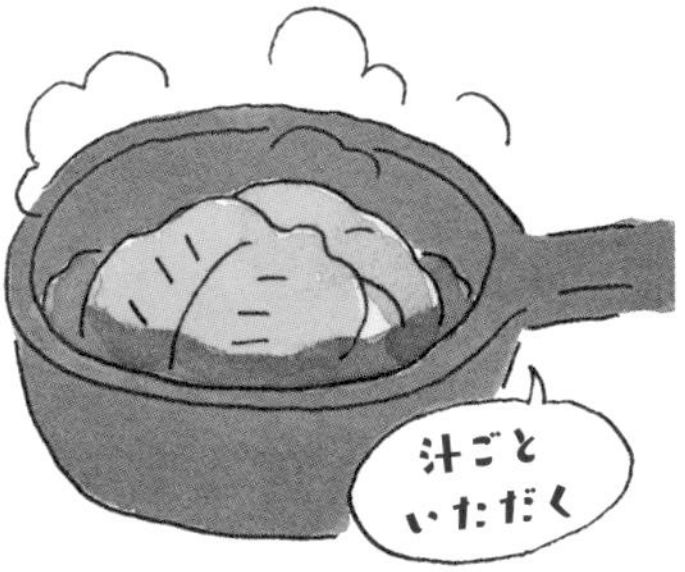
汁ごと
いただく

蒸す

100 度以下で加熱するため AGEs の生成を抑えられる。油が不要なので、カロリーが気になる人にもぴったり。

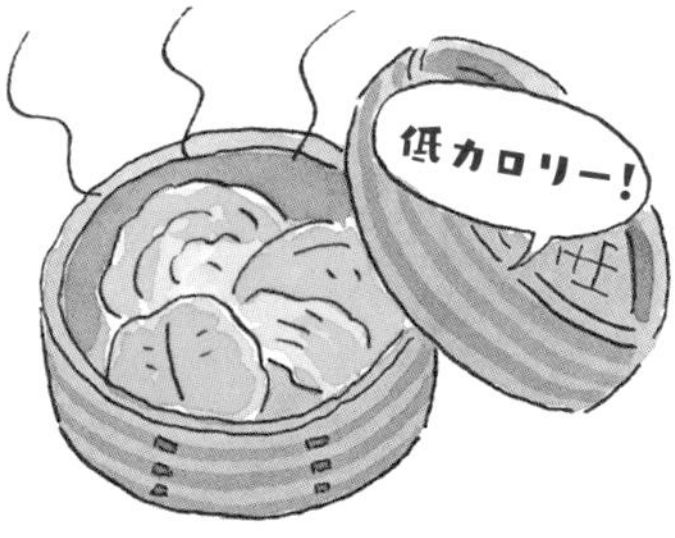
低カロリー！

Column

年齢に合わせた腎活をしよう

漢方医学では、女性の体は7の倍数、つまり28歳、35歳、42歳、49歳、56歳頃を境に変化するとされています。くわしく見ていきましょう。

28歳、元気なうちに体をケア

女性ホルモンの分泌量はピークを迎えます。無理をしても、ひと晩しっかり寝る一時的な対処でうまくやり過ごせます。でも本当は、この時期から体のことを気にかけられるとベスト。自由奔放に過ごし、その場しのぎの体調管理がクセになると老化現象を少しずつ体感する年齢でもあるので今後が心配です。

35歳、体の変化を実感し出す

女性ホルモンの分泌量が減り始め、卵巣機能が低下していきます。卵子にはミトコンドリア（68ページ参照）がたくさん存在しています。たっぷり睡眠を取り、

【7の倍数で女性の体は変わる】

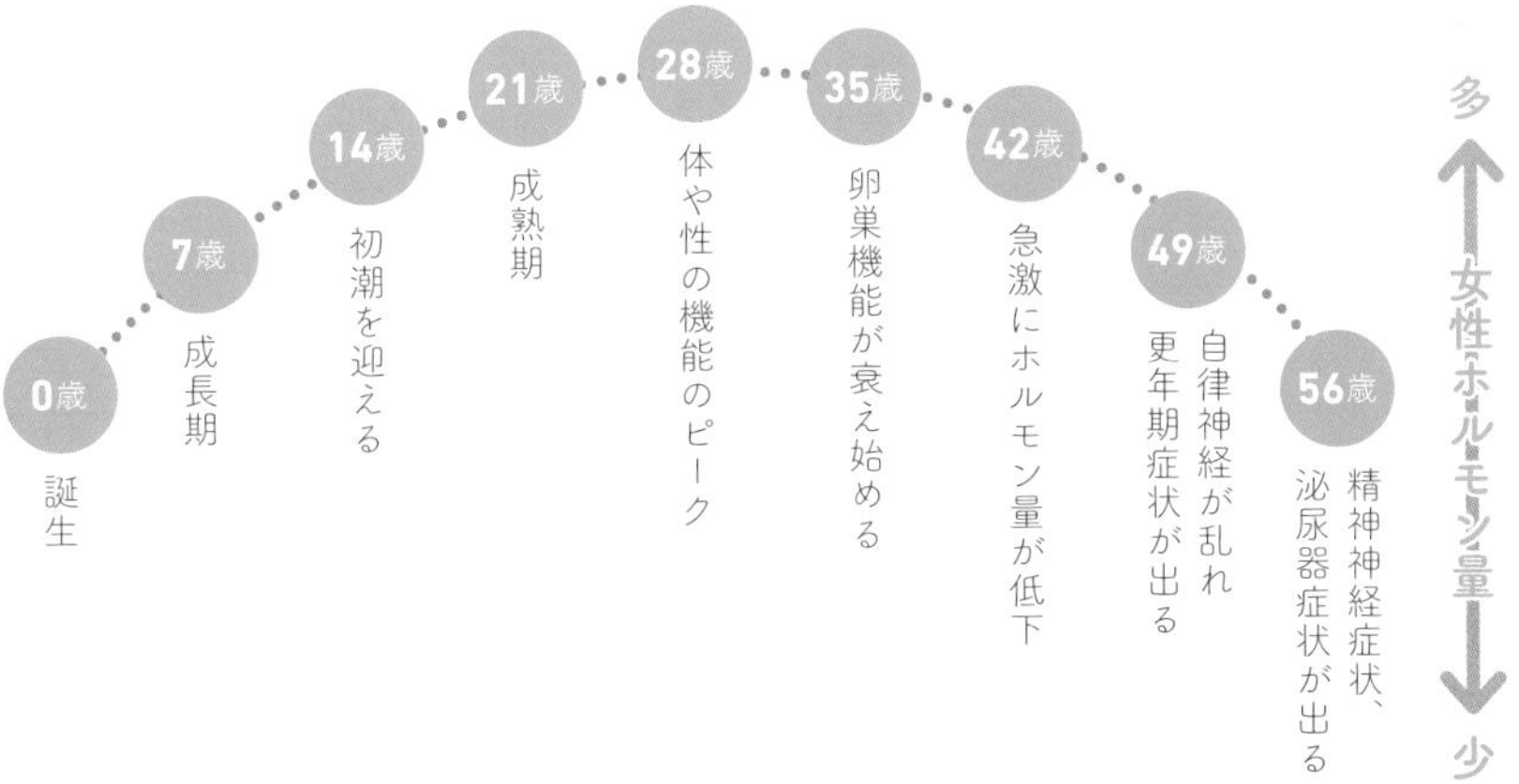

空腹時間を作り、適度な運動を習慣にすれば、ミトコンドリアが元気になって卵巣機能の低下もゆるやかになります。

42歳、大きな不調が起こりやすい

女性ホルモンの分泌量が急激に減少。エストロゲンにいたっては、20歳の約半分まで減少します。体内の亜鉛やマグネシウム、ビタミンB_6が不足しやすくなるため、食事から摂取するようにしましょう。

この時期は、血流が悪くなって酸素や栄養素が全身の細胞に行きわたらず、疲れやすくなることも。めぐりをよくする食材を摂って、血流を促しましょう。

【年齢別に必要な栄養】

28歳	7大栄養素(タンパク質、脂質、糖質、ビタミン、ミネラル、食物繊維、ファイトケミカル)
35歳	マグネシウム、ビタミンB群、ビタミンC、鉄、コエンザイムQ10、ポリフェノール
42歳	亜鉛、マグネシウム、ビタミンB_6(加工食品を控えることも大切)
49歳	食物繊維、グルタミン、亜鉛、ビタミンA、硫黄化合物(グルテンオフも大切)
56歳	良質な油、タンパク質、マグネシウム、カルシウム、ビタミンD・K・C

49歳頃、更年期に突入

脳からの指令に対して卵巣がうまく働かないため、自律神経が乱れます。女性ホルモンの減少によってそれまでエストロゲンが担っていた脂質の代謝が落ち、コレステロール値が上がるといったトラブルも。肝臓はコレステロール代謝の最重要器官です。肝機能を上げる食生活が大切です。

56歳頃、閉経を迎える

閉経するとエストロゲンのパワーが低下します。不眠、疲労感などの精神神経症状のほか、尿漏れなどの泌尿器・生殖器の不調が出始めます。精神神経症状には副腎のケアが大切。できるだけストレスを減らし、腸と肝臓の解毒機能を上げましょう。

もっと知りたい！
だる抜けする
腎活10か条

PART 3

だる抜け
10か条
その1

〝腎〟は腎臓だけじゃない！〝副腎〟も整えて！

腎は、現代医学で見ると腎臓と副腎を合わせた働きをしていて、泌尿器だけでなく、成長、発育、生殖などホルモン分泌にも関連します。

「長患いは腎の働きを低下させる」と言われるのですが、酸化や糖化ストレス※、心理的ストレス、不調が続く場合、体内の炎症を抑えるために副腎からコルチゾールが分泌され続け、副腎自体がダメージを受けます。それにより起こるのが、

慢性疲労や無気力感、自律神経の乱れです。

また、副腎はビタミンCを大量に消費する器官なので、過剰に働き続けると体内のビタミンCが不足して抗酸化力や免疫力がますます低下する……という負のサイクルに。だからホルモン分泌に関わる副腎を整えることが大切なのです。

※糖化（39ページ参照）反応が体に与える影響のこと。老化など

そもそも腎とは……

腎臓のおもな役割

・尿を作り老廃物を排出
・体内の水分量と濃度、血圧の調節
・ビタミンDを活性
・血液を弱アルカリ性に保つ

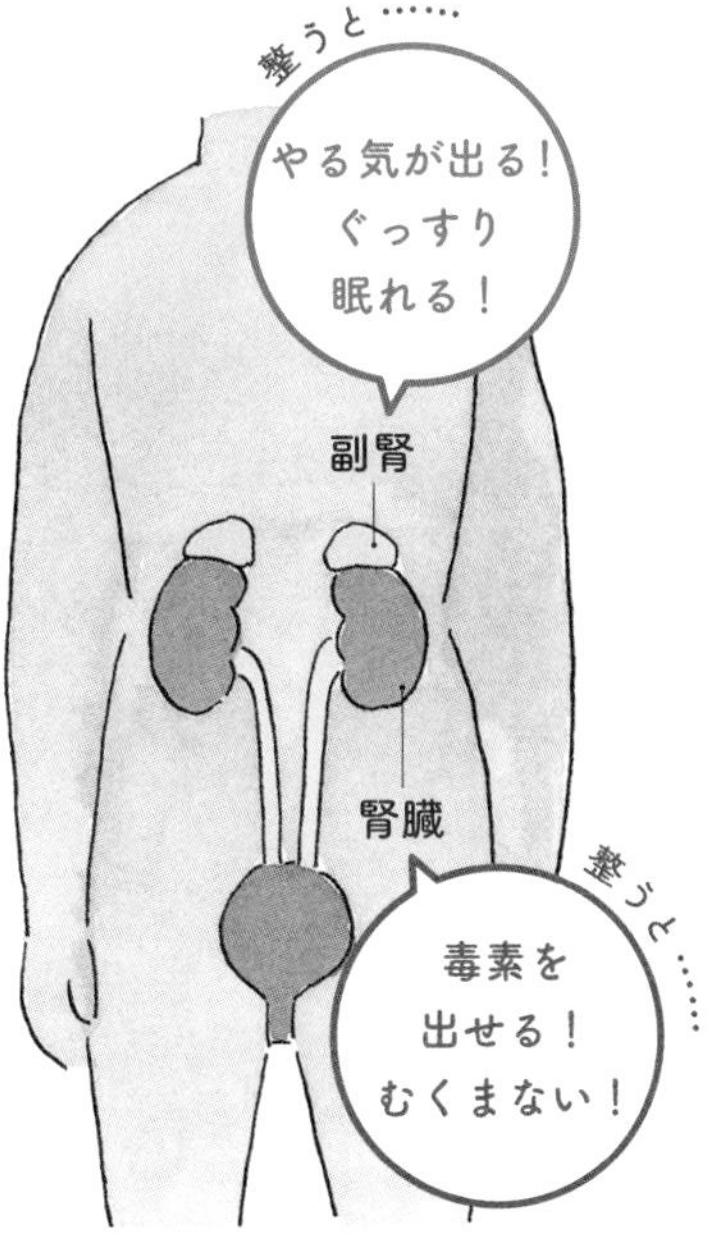

副腎のおもな役割

【副腎皮質】（外側）

・コルチゾールを分泌して
　ストレスと闘う
・睡眠のリズムを整える
・性ホルモンの分泌
・アルドステロンを分泌して
　体内の塩分や水分、血圧を調節

【副腎髄質】（内側）

・アドレナリンとノルアドレナリンを分泌して
　血糖、血圧、脈拍を調節、やる気スイッチオン

だから
「腎活＝だる抜け」
できる！

だる抜け
10か条
その2

腎を整えて体の土台を作る

健康な体作りの土台になるのが腎です。
なぜなら、腎は生まれてから加齢に伴い全身で起こる
すべての不調に関わっているから。
脳の働きを支えているのは「心と腎」。
デトックスを担うのは「肝と腎」。
腸内環境を管理しているのは「肺と腎」。
副腎や甲状腺と連携してエネルギー作りをしているのは「脾と腎」。
つまり**腎が整う＝全身が整う**ということです。
いろいろ現れる不調を1つずつ解消していてはキリがありません。
腎を整えてすべての不調を一気に解消し、だる抜けしましょう。

腎が原因で起こる不調

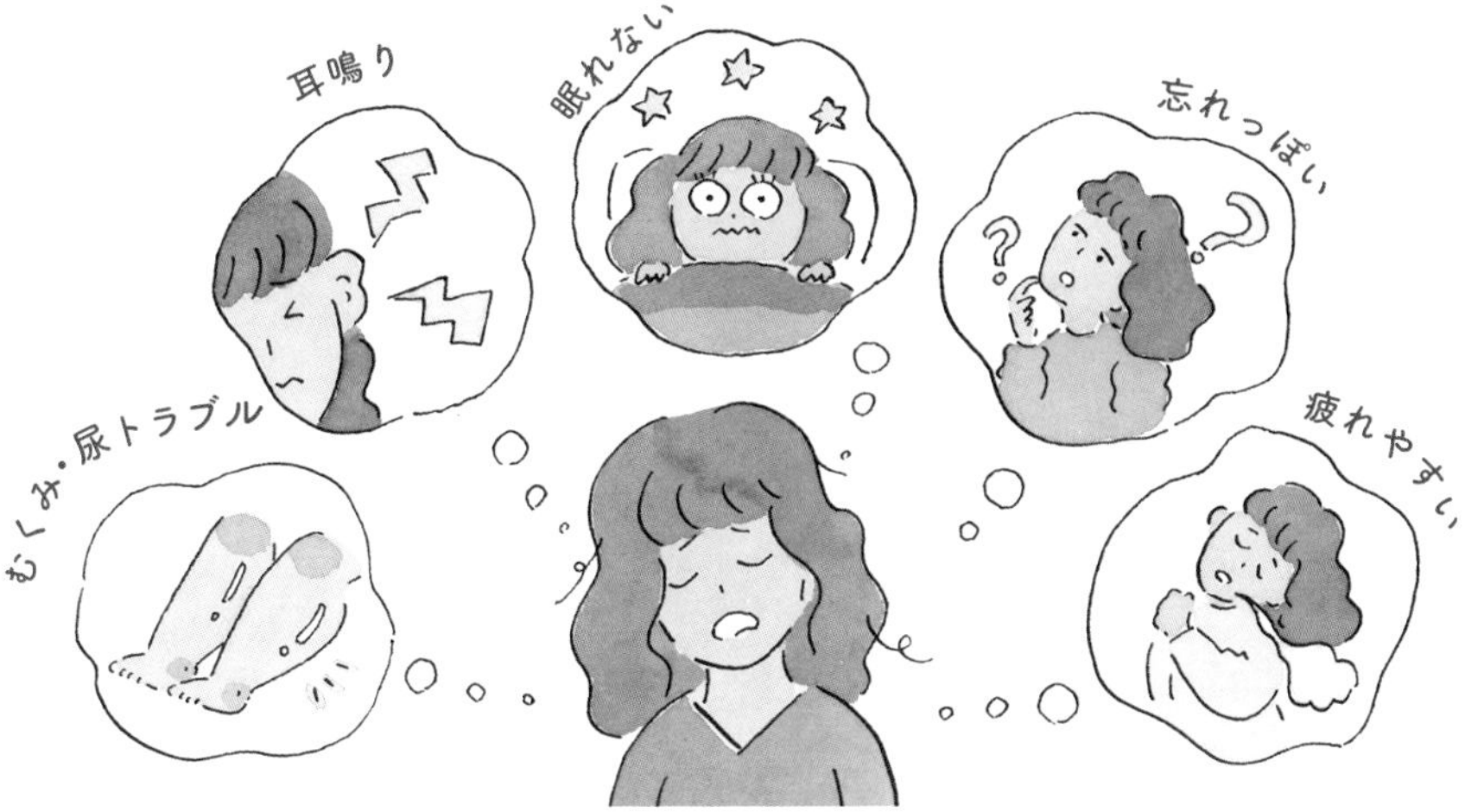
耳鳴り
眠れない
忘れっぽい
むくみ・尿トラブル
疲れやすい

腎は体作りの土台

【不調をきたす根本原因】

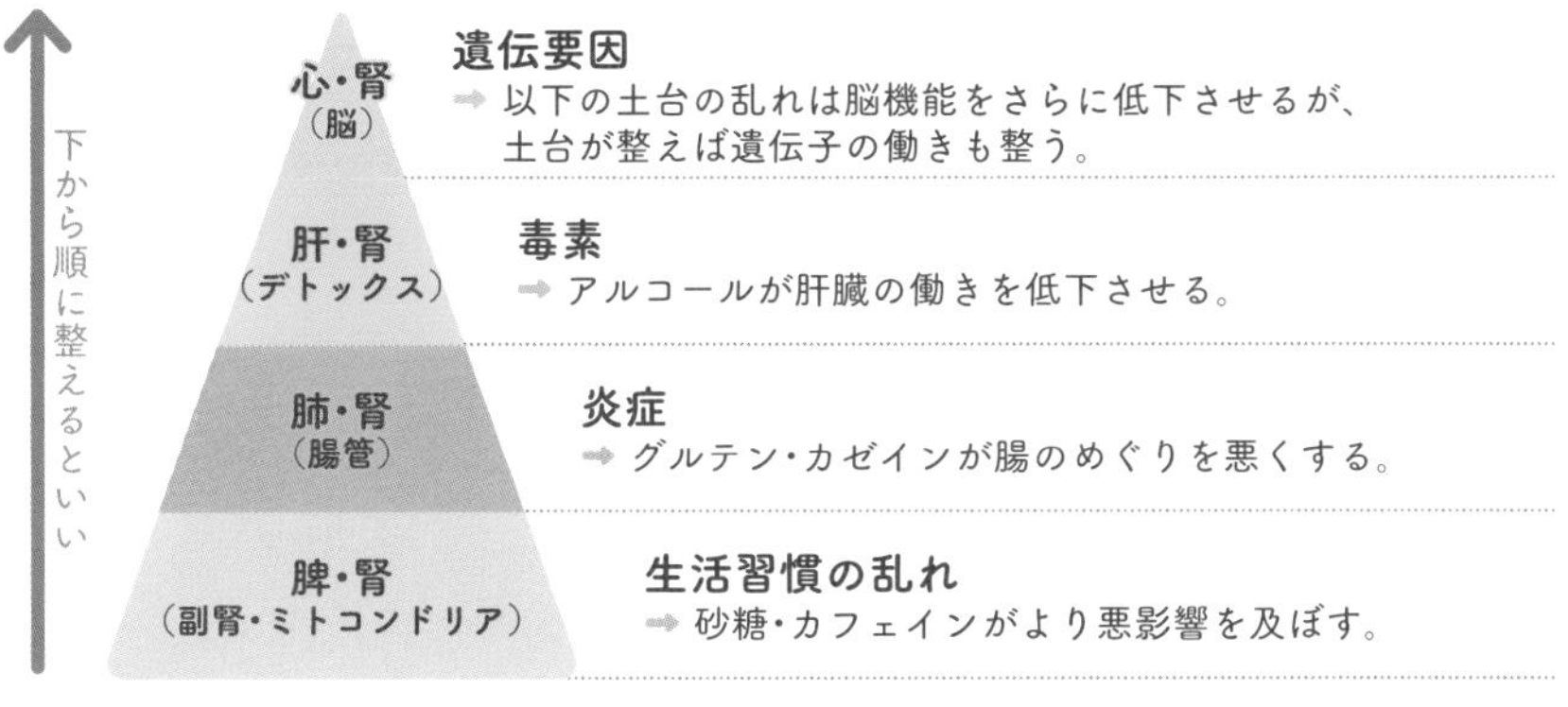

下から順に整えるといい
心・腎
（脳）
遺伝要因
➡ 以下の土台の乱れは脳機能をさらに低下させるが、
土台が整えば遺伝子の働きも整う。
肝・腎
（デトックス）
毒素
➡ アルコールが肝臓の働きを低下させる。
肺・腎
（腸管）
炎症
➡ グルテン・カゼインが腸のめぐりを悪くする。
脾・腎
（副腎・ミトコンドリア）
生活習慣の乱れ
➡ 砂糖・カフェインがより悪影響を及ぼす。

まずは血糖コントロールと栄養バランスのいい食事、十分な睡眠を取って適度に運動し、過剰なストレスのない暮らしに整えること。また、砂糖やグルテン、アルコール、乳製品など、解毒を妨げるものの摂取量を減らすことも有効。

だる抜け10か条

その3

腎からめぐりを整える

デトックスのおもなルートは次の2つとお伝えしてきました。

①肝臓⇓腸⇓便として排出するルート

②肝臓⇓腎臓⇓尿として排出するルート

なぜこの2つを何度も取り上げてきたかというと、
①のルートは有害物質の約75%を排出し、
②のルートは有害物質の約20%を排出するからです。
解毒に関わるこの2ルートが円滑に進まないと
すべての負担は最終責任者である腎臓にかかることになります。
腎を整えることを目指すと
自然と全身のめぐりがよくなりますよ。

腎をいたわることが最強のデトックス

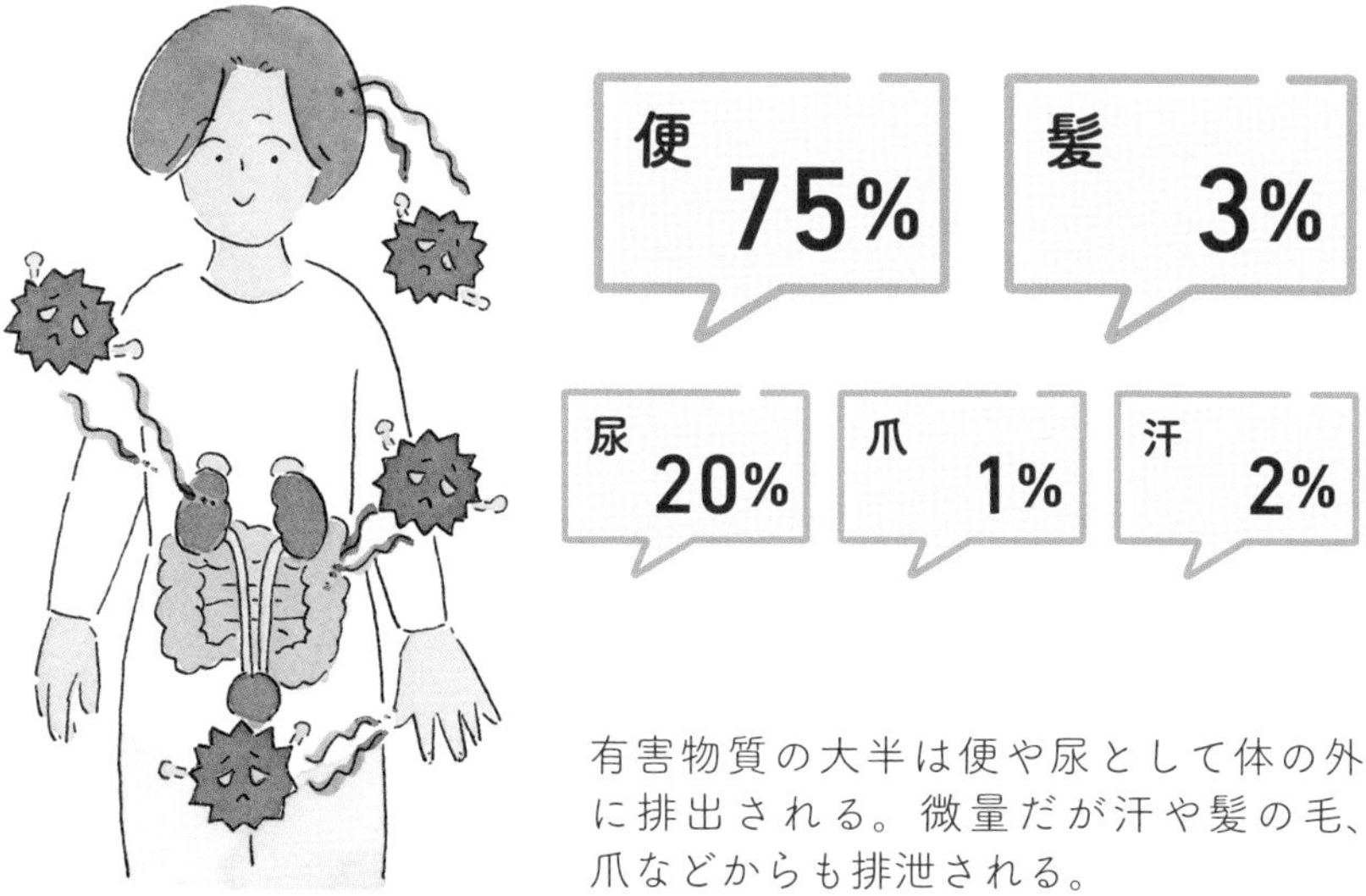

有害物質の大半は便や尿として体の外に排出される。微量だが汗や髪の毛、爪などからも排泄される。

睡眠とホルモン

寝ている間、私たちの体は低血糖にならないようにコルチゾールや成長ホルモンを分泌して、血糖値を調整しています。しかし、副腎疲労の状態だと睡眠が浅くなり、コルチゾールや成長ホルモンがうまく分泌できず血糖値が維持できない状態に。そのため低血糖状態になり、それをまかなうためにアドレナリンやノルアドレナリンが分泌されて、目が覚めてしまうのです。つまり夜中によく目が覚める人は、副腎疲労の可能性が高いということ。腎を整える＝副腎疲労を解消することは、睡眠の質を高めることにも直結するのです。

だる抜け
10か条
その4

頑張らない、ムダなストレスをためない

長期的なストレスは体内に活性酸素を発生させ、炎症を起こします。副腎から分泌されるコルチゾールには炎症を抑える作用があるため、ストレスが強くなるほど分泌量もどんどん増えてしまいます。

その状態が長く続くと、今度は免疫が抑制されて不調が増えます。また、副腎疲労によって婦人科系の不調や、不眠といったトラブルも起こりやすくなります。腎活という面から見ると、

無理をするような頑張りはアウト。

健康になるためにバランスの取れた料理を作ろうとしても、それ自体がストレスになるなら意味がありません。

キャベツを食べるだけで本当にだる抜けできるの？

そう思われるかもしれません。でも、ズボラなほうがいいんです。

ストレスホルモン　コルチゾール

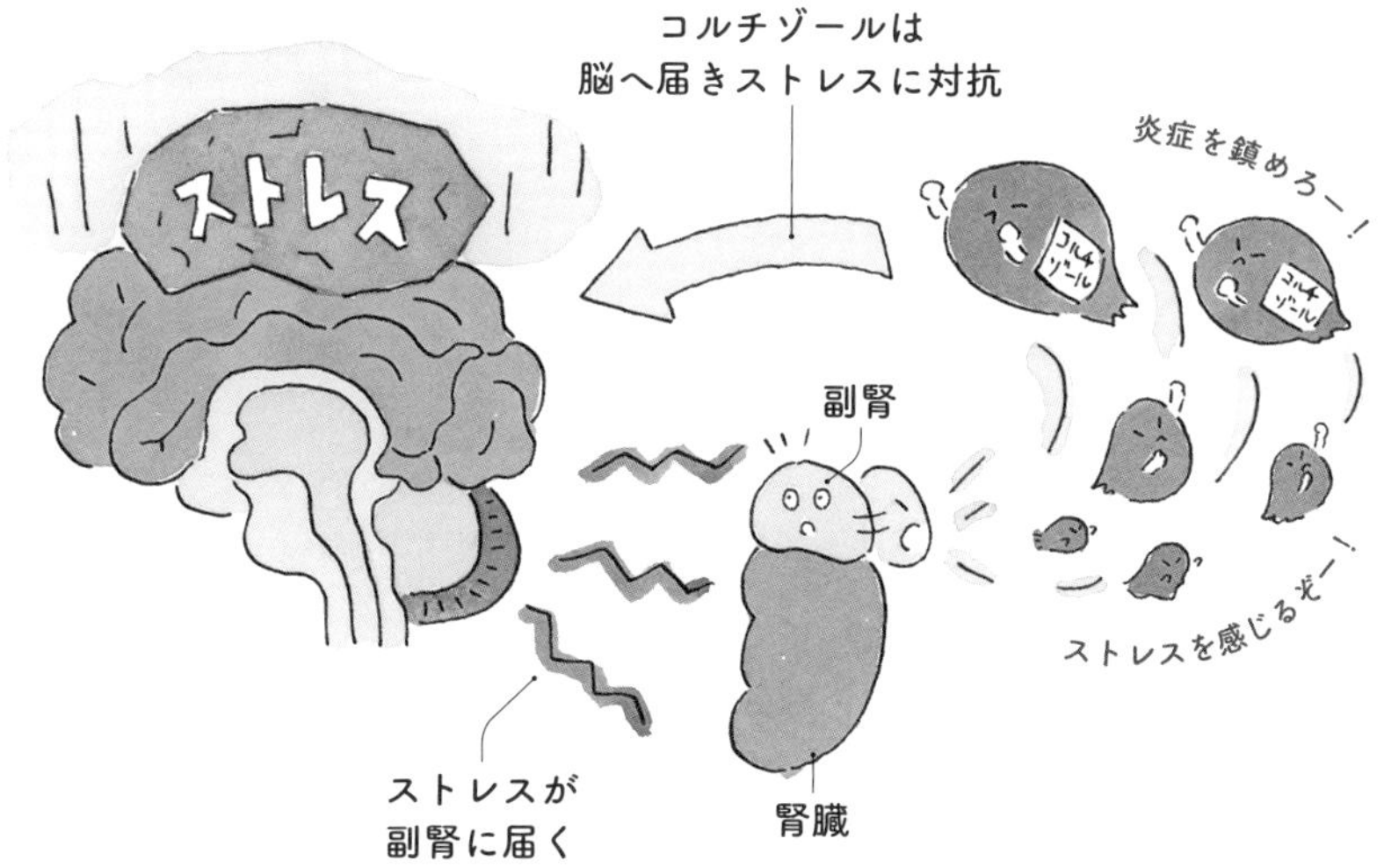
コルチゾールは
脳へ届きストレスに対抗
ストレス
炎症を鎮めろー！
副腎
ストレスを感じるぞー！
ストレスが
副腎に届く
腎臓

コルチゾールが増えると……

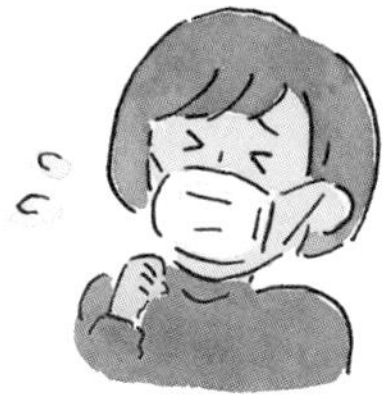

免疫力の低下
コルチゾールは免疫抑制作用がある。過剰に分泌されると免疫力が落ちる。

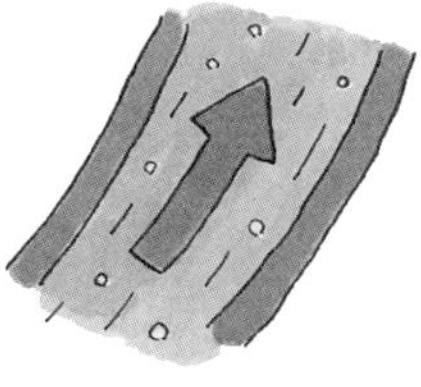

血圧・血糖値の上昇
コルチゾールは血圧や血糖値、コレステロール値を上昇させる働きがある。

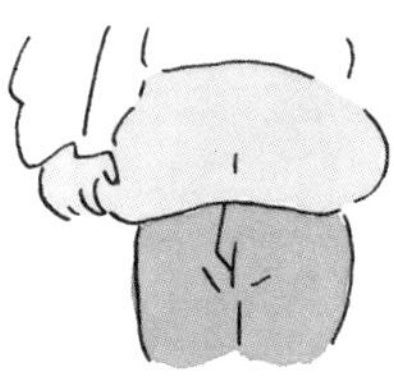

太りやすくなる
体内でタンパク質不足を引き起こす。低代謝で疲れやすく太りやすい体に。

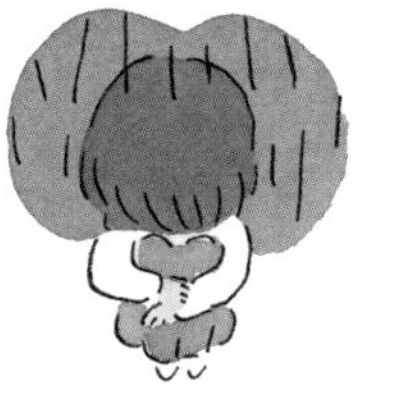

うつになりやすくなる
脳内のコルチゾール量が過剰になると脳の神経細胞が破壊される。

だる抜け
10か条
その5

食事は「楽しいか」「体にいいか」で選ぶ

健康だけを目的に食事を取ると、楽しみが減ってしまうもの。

私がオススメするのは、食べる前に食事の目的を決める方法です。

まず「楽しいか」「体にいいか」を決めましょう。

「楽しい」というのは、周りの人とのコミュニケーションや、幸福度の向上につながるかどうかです。甘いものを食べるにしても、「この限定商品は絶対に食べたい！」のように「特別なごちそう」に格上げしてしまいましょう。

食べるデメリットはあっても、それが帳消しになるくらい

自分を幸せにするものを選びます。

でもバランスは大切。今日「楽しい」を選択したなら、明日は「体にいい」を優先してみるといいでしょう。

自炊ならすべてが
自分のコントロール下に！

自炊をすれば、使った食材や調味料を把握できる。何が入っているかわからない調味料は控えめに。体調や気候、ストレスの具合によって内容を変えられるため、今の自分に合った食事ができるというメリットがある。

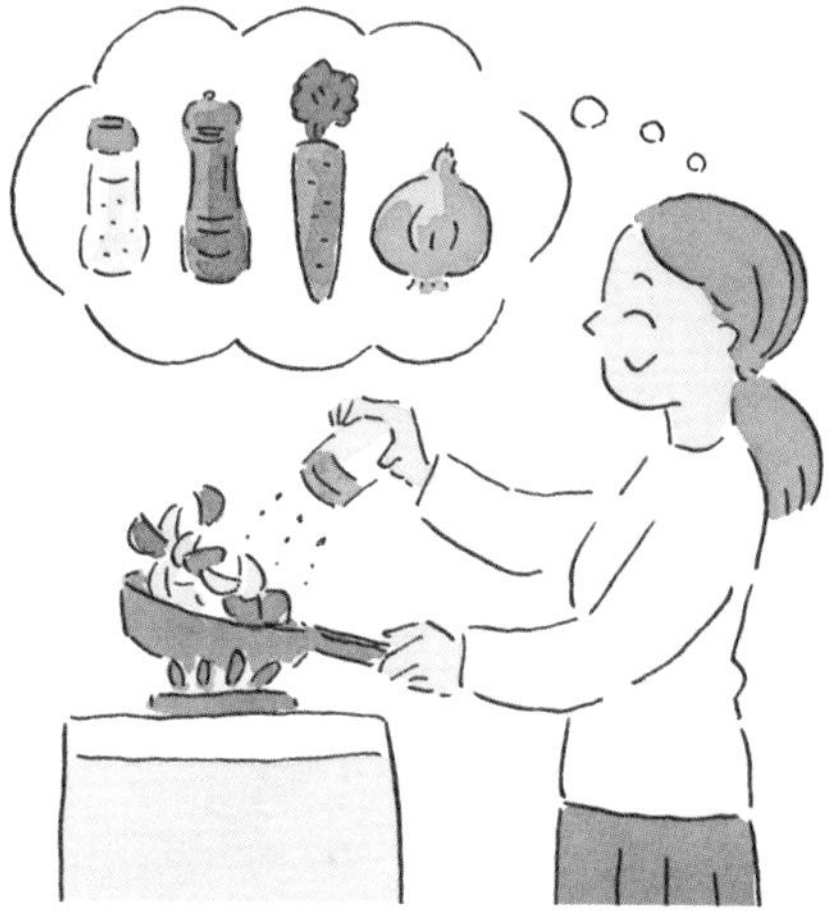

外食のときは
楽しい！ or 体にいい！

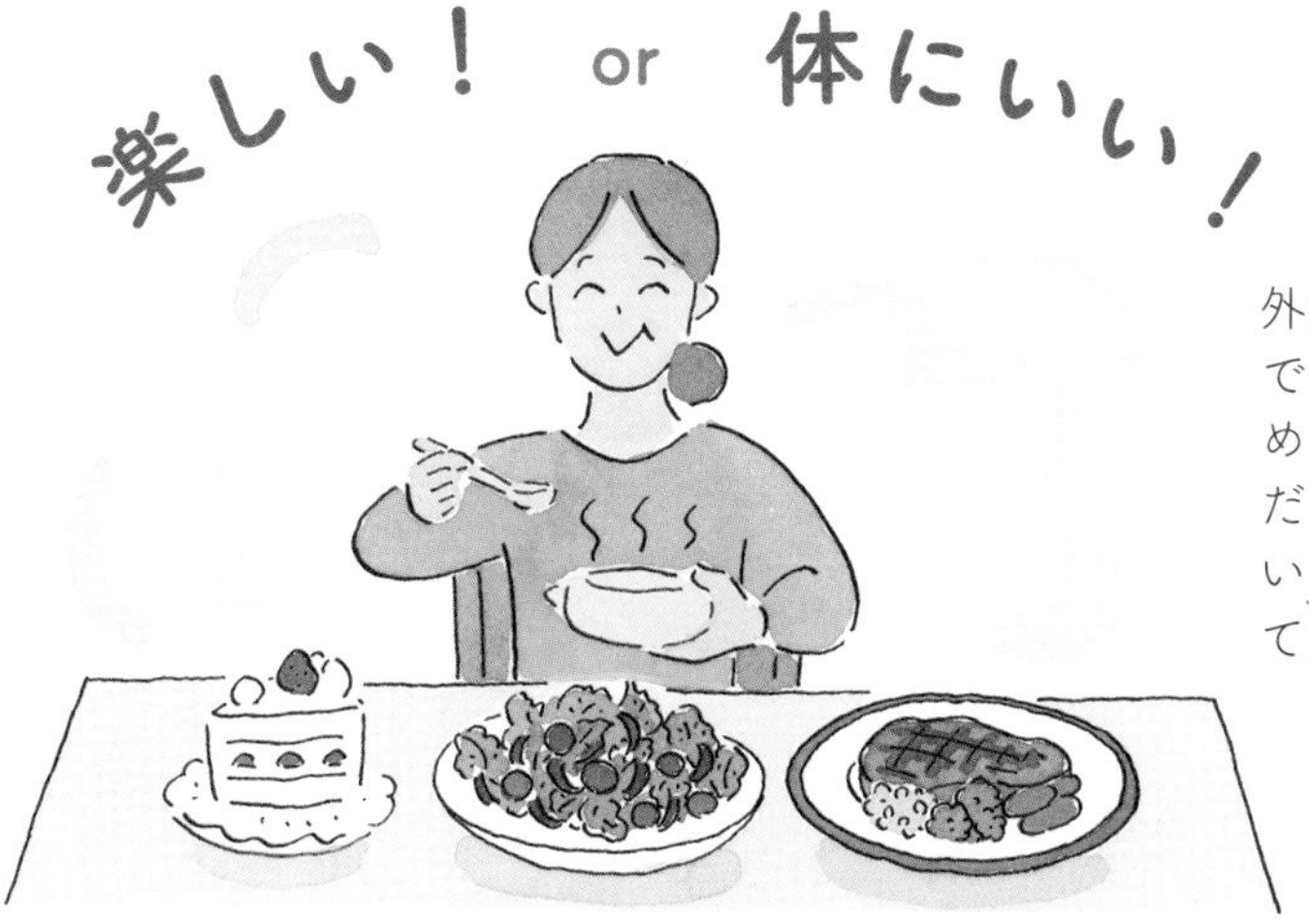

外食のときは全力で楽しんでOK。めいっぱい楽しんだら、翌日は体にいいものを優先して食べて。

おやつは「栄養補給」のイメージで選ぶ

なんとなくいつも体がだるいという人は、
1日3回の食事だけでは栄養がまかない切れないほど、
体力を消耗していると考えられます。
例えばチョコレートやケーキなど甘いものをよく食べる人は、
それだけで体内のビタミンB群を消耗して疲れやすくなりますし、
腸内でカンジダ菌が増殖して、鉄をエサにされ奪われてしまったり、
シュウ酸（カルシウムや鉄分の吸収を阻害する）という物質が合成され、
体内に結石や重金属が蓄積するリスクもあります。
また、ストレスが多いと、
それだけで普通の人よりミネラルを消費する場合もあるので、

おやつ＝体に不足している栄養を補う

という意識をもつといいでしょう。
マグネシウムが多く含まれるナッツや小魚は、特にオススメです。

おやつを食べるなら栄養豊富なものを！

ミネラルで解毒促進

ミックスナッツ

ミックスナッツに干しえび、オリーブオイル、塩、カレーパウダーを加えると、不足しがちなミネラルやビタミンB群たっぷりのおやつに。スパイスは血流促進効果も。

ビタミンで抗酸化

バナナ、アボカド、豆腐のチョコムース

バナナ、アボカド、豆腐をつぶし、ココアパウダーを加えると、ヘルシーなチョコレートムースのできあがり。甘さが足りなければオリゴ糖を足しても。

ココナッツオイルで老廃物を取り除く

さつまいも＆ココナッツオイル

ひと口大に切ってレンチンしたさつまいもを冷凍し、ココナッツオイルでコーティング。シャリシャリ食感も楽しい。

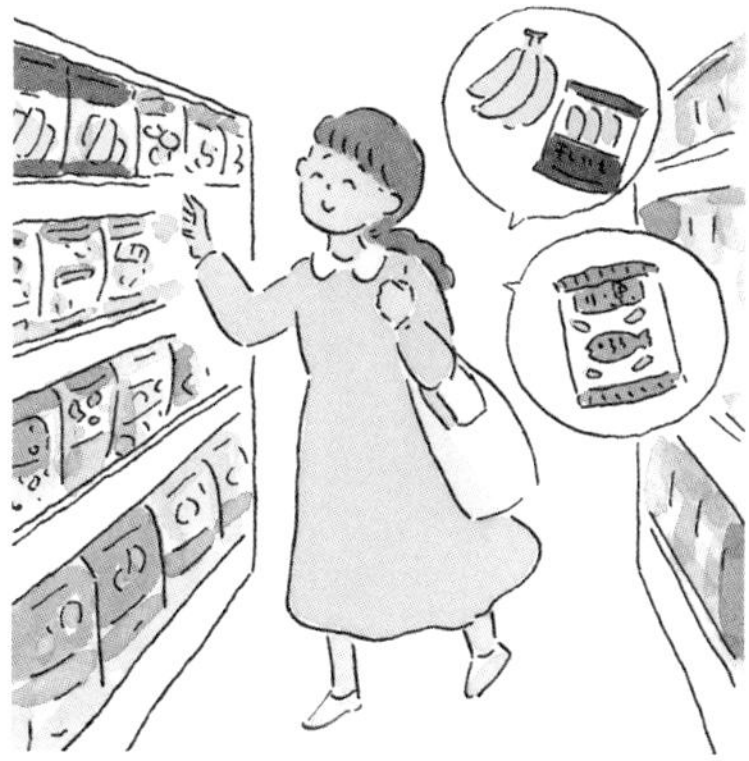

だる抜け10か条
その6

野菜は手のひらで測る 緑黄色&淡色野菜は1対2

成人が1日に摂取したい野菜の量は350gとされています。これだけ食べられると、腎を守るために必要な食物繊維も摂れて、ストレスなどで体内に発生した活性酸素を除去する抗酸化作用も確保できます。

ただ、料理するたびにいちいち測るのも大変ですし、外食だとさらにわかりにくいですよね。

そこでオススメなのが、手のひらを使って測る方法。

生野菜なら両手のひら3つ分、

加熱調理した野菜なら**片手のひら3つ分**が目安です。

お皿に盛った量と見くらべて測ってみてくださいね。

1日の野菜はこのくらい！

生なら…… 両手のひら3つ分

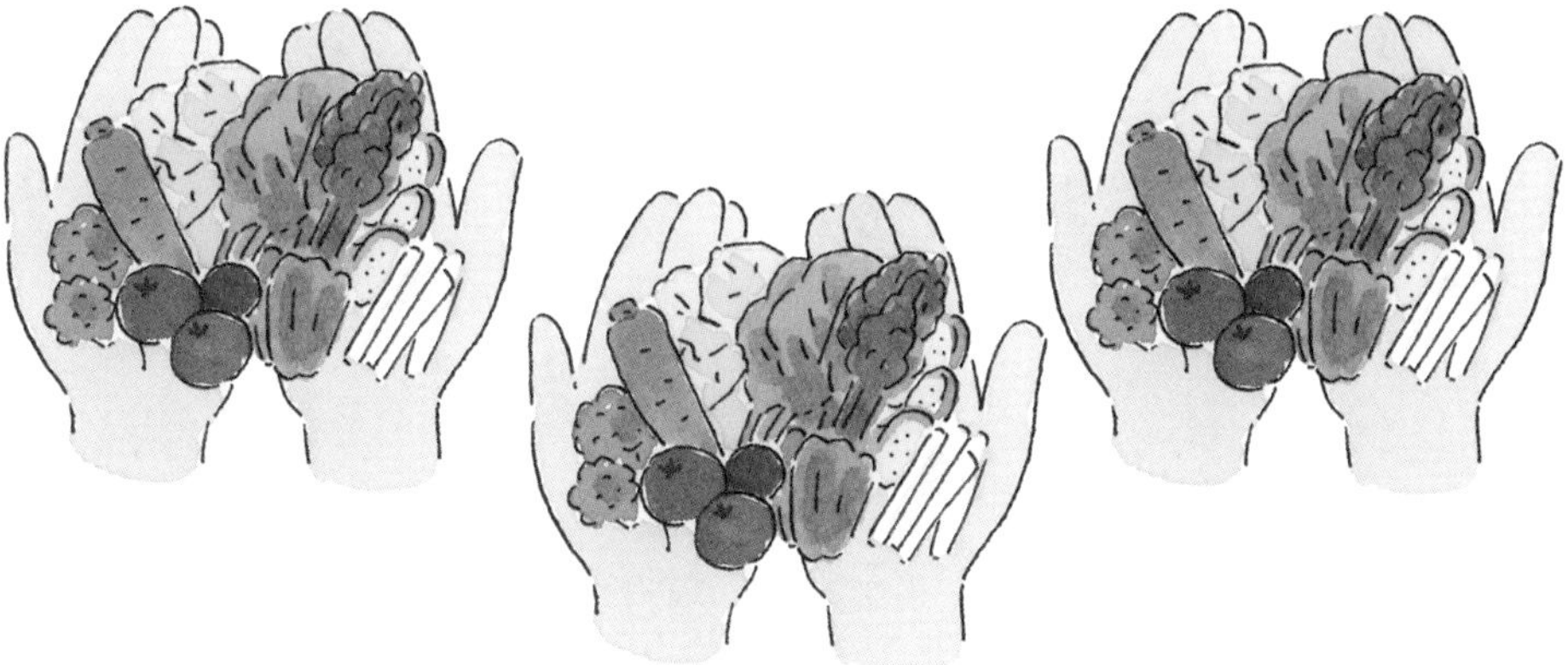

加熱したら…… 片手のひら3つ分

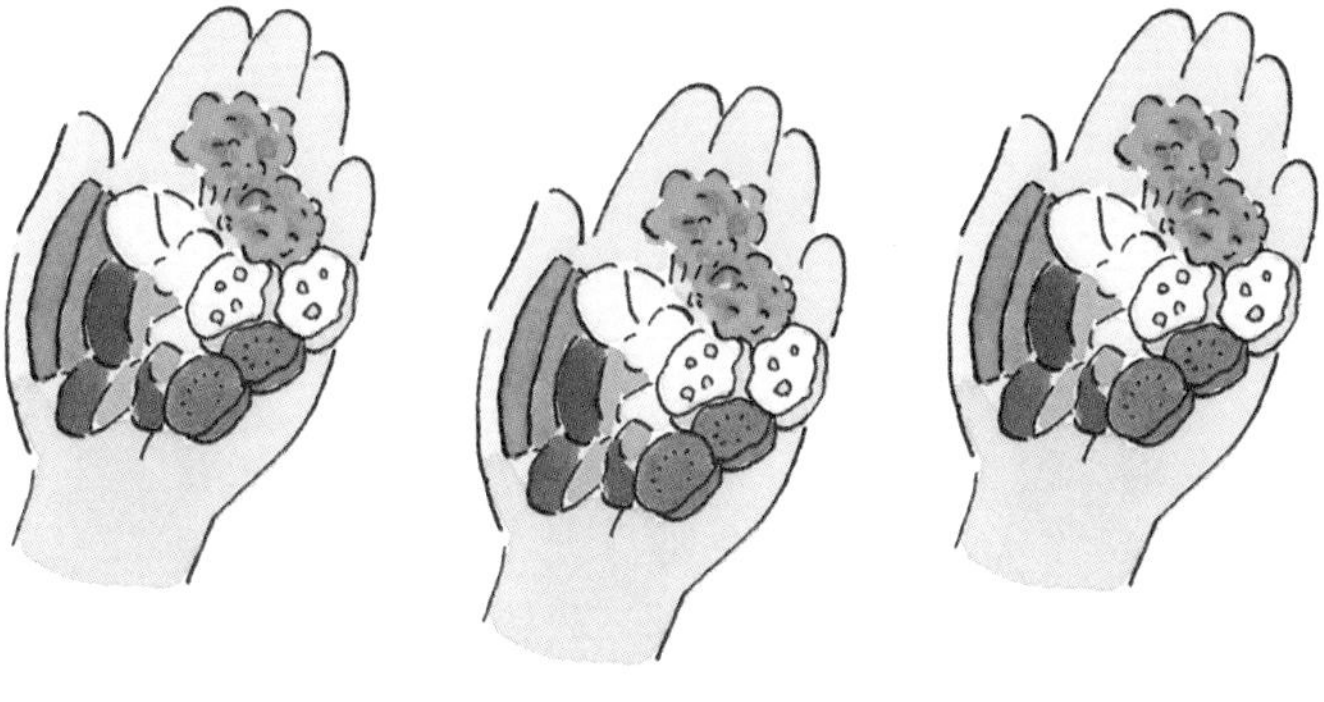

350g

塩こんぶキャベツで必要量の3分の2を補える

1日に摂取する野菜350gのうち、その割合は、にんじんやブロッコリーなど色味が濃い緑黄色野菜が1、キャベツなどの淡色野菜が2で「1対2」とするのが理想です。

塩こんぶキャベツを作っておけば、淡色野菜の分をそのままキャベツで補うことができます。

Mサイズの密閉袋で考えると、1袋分が1日の目標摂取量。

週末に数日分作り置きしておけば、忙しい平日もそれをつまむだけで1日の摂取量の3分の2が摂れます。

ちなみに野菜を食べるときに気を付けたいのが市販のドレッシング。異性化糖や酸化した油が使われていることも多く、塩こんぶやアマニ油をかけるなどなるべくシンプルにすると安心です。

野菜の色で量を決める！

1 ： 2

緑黄色野菜　　淡色野菜

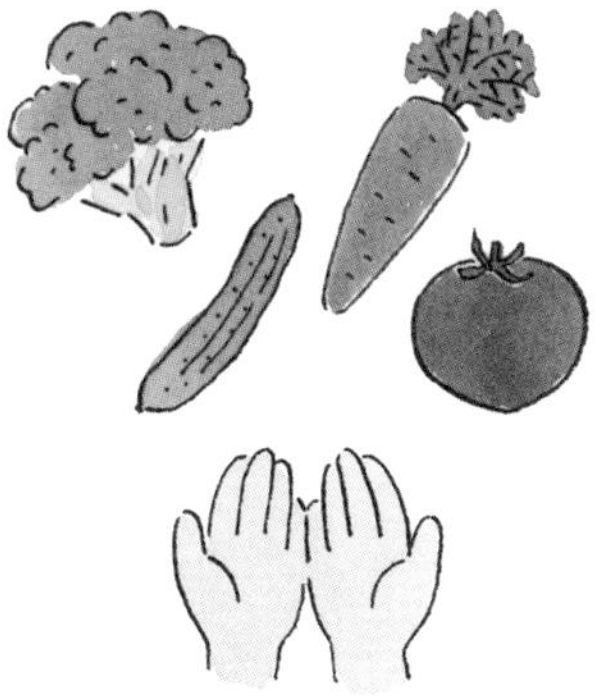

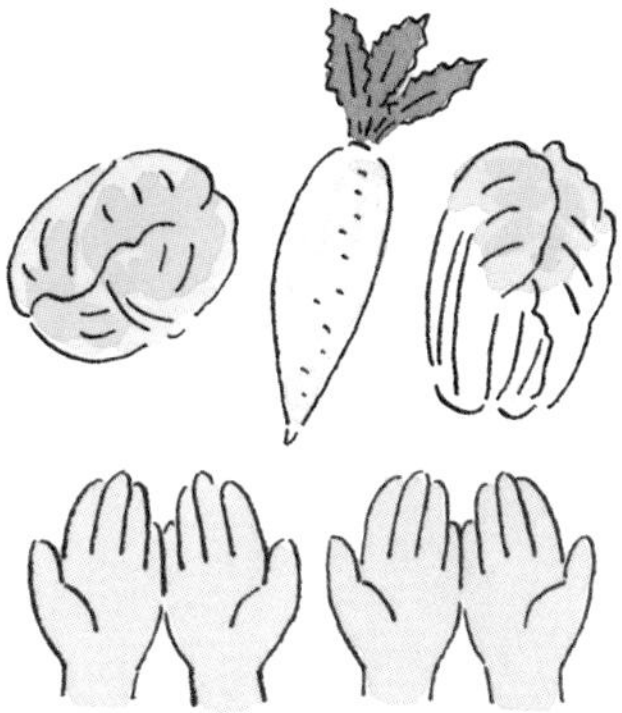

両手のひら1つ分　　両手のひら2つ分

果物なら……

果物も体にいいですが、食べるなら1日こぶし1個分が目安。食べすぎると糖分を過剰に摂取してしまったり、冷えたりしてしまう可能性も。

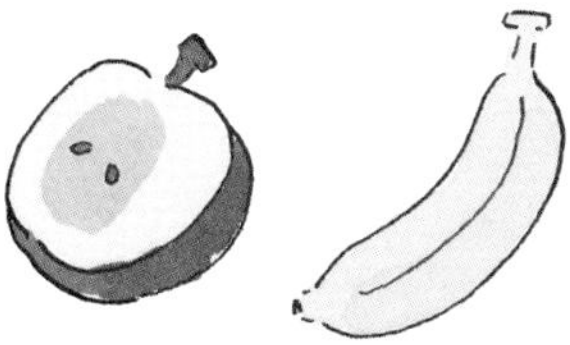

こぶし 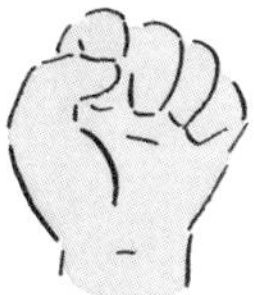 1つ分

だる抜け
10か条
その7

朝ごはんが食べられる体を作る

「朝は食欲がないから朝食は取らない」という人も多いですが、朝ごはんが食べられない人は腎が弱っているのかも。

朝食を抜く理由の多くは、夕食の時間が遅い、脂質過多、食事の量が多いといったものです。

胃腸に負担がかかったり、体のリズムが乱れたりすることで**毎日のダメージが朝まで残って蓄積**しているのです。

朝昼晩の食事量は、夜になるにつれて減っていくのが理想。

22時までには食べ終えるようにしましょう。

また、起床してから1時間以内に朝食、14時間以内に夕食をとると、体内時計が整いやすくなります。

だる抜けできる食事時間

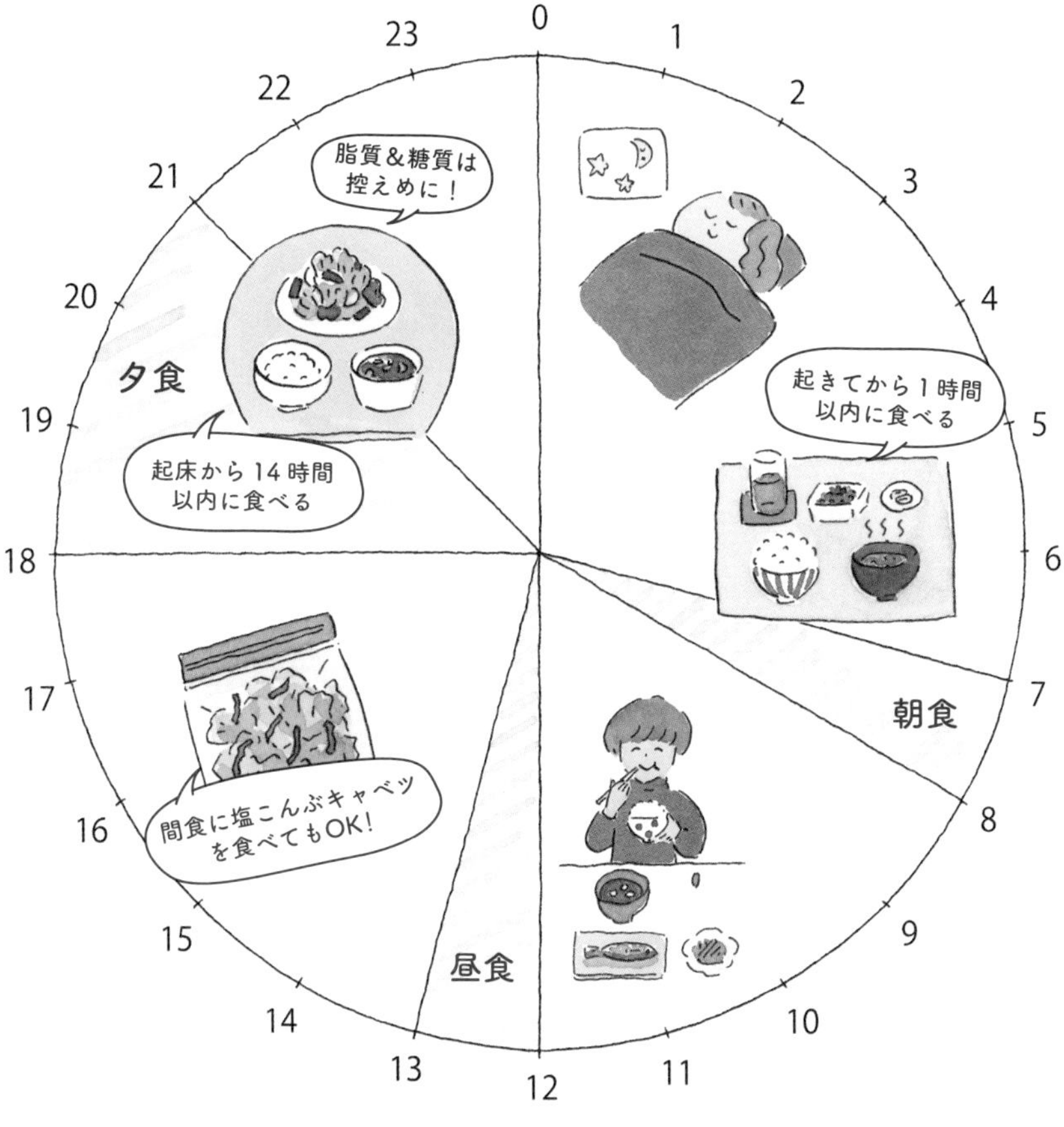

朝食は起床後1時間以内、昼食は朝食と夕食の間、夕食は起床から14時間以内にとる。キャベツを間食代わりに食べてもOK。

朝ごはんで体内時計を整える

私たちの体の中には
いくつかの体内時計があります。
この時計は、日光などの「光刺激」と、
食事をすることで臓器などに伝わる
「食事刺激」によって調整されます。
そのため不規則な生活を送っていると
それぞれが好き勝手に動き出し、
体内時計の時間はバラバラになります。
朝はバラバラの時計を
リセットできる大事なタイミング。
朝食をしっかり食べて
体内時計の時間をそろえることで、
夜もスムーズに入眠できて
腎もますます整います。

体内時計にはメインとサブがある

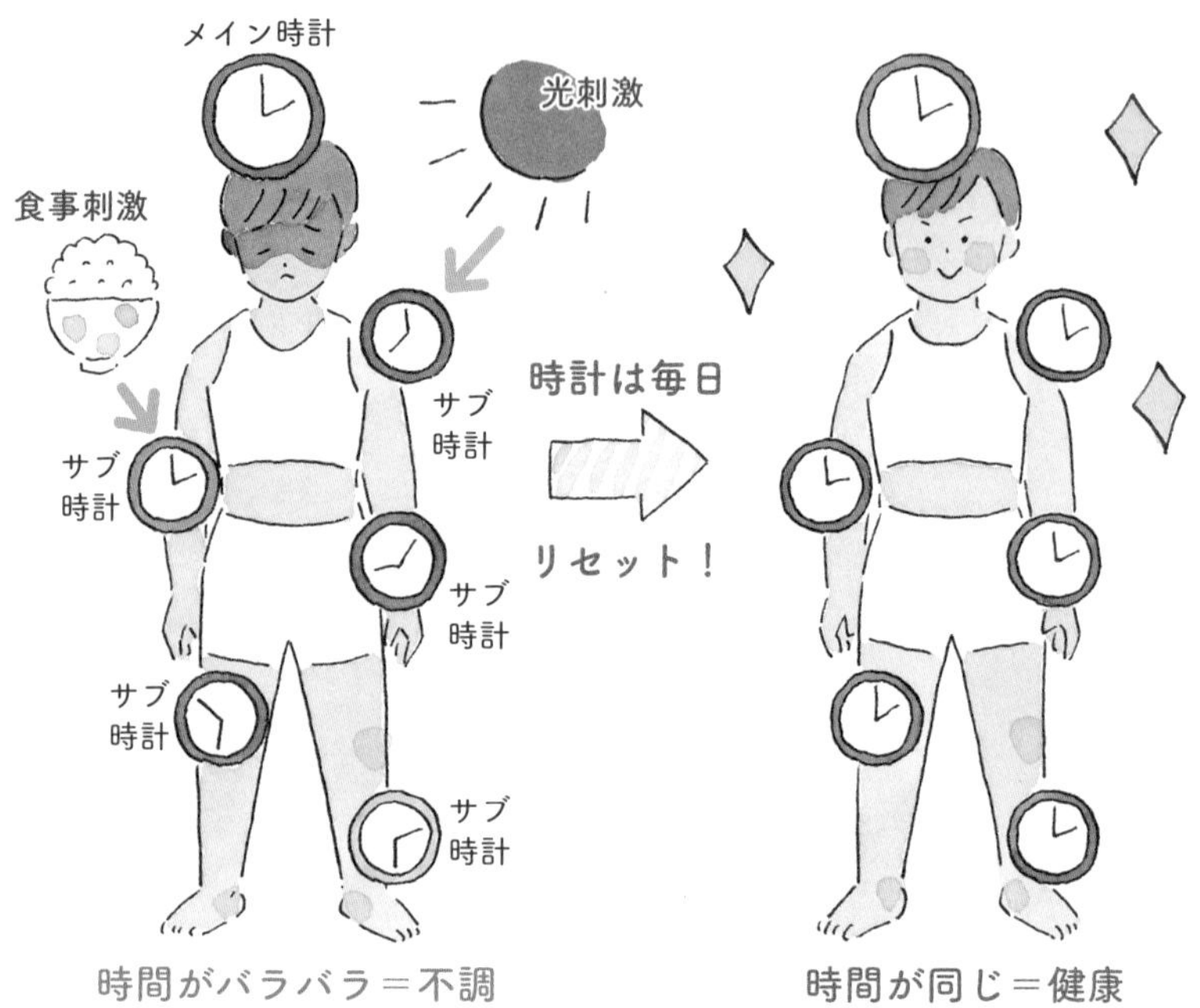

朝夜を整える食材

朝

・緑茶	・切り干し大根	・鶏肉
・セロリ	・こんぶ	・キムチ
・トマト	・明太子	
・かぼちゃ	・鮭	
・にんじん	・卵	

など

ここに注意！　朝食は夕食を食べてから10時間以上経っているのが理想。朝食のボリュームは多くてOK。腸内環境や体内時計を整えるために、食物繊維とタンパク質をしっかり摂って。

夜

・きのこ	・オクラ	・豚肉
・小松菜	・ひじき	・牛肉
・キャベツ	・えび	・豆腐
・ほうれん草	・いか	・納豆
・大根	・たこ	

など

ここに注意！　できれば夕食は腹7分目に。特に糖質と脂質は少なめで。遅い時間に食べると体内時計が後退し、睡眠の質が下がるので、22時以降は食べないのがベター。

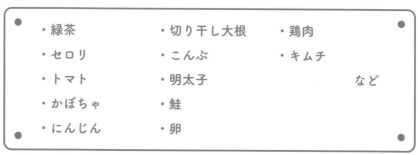

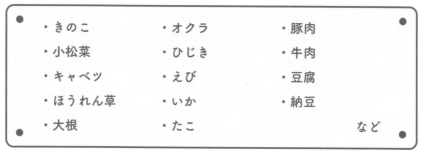

だる抜け
10か条
その8

糖質を食べる前にキャベツを食べる！

食事の際、ごはんやパンなど糖質が多いものを最初に食べると、
血糖値が急上昇して糖化を促すため腎臓の毛細血管を傷めてしまいます。
食物繊維、または魚・肉などのタンパク源から食べましょう。

その意味でも、**「まずはキャベツ」**と決めるのがオススメ。

また、キャベツならいつ食べても恩恵が受けられるのもポイント。
朝は食物繊維を摂ると腸に対していい時間帯なので、
食物繊維たっぷりのキャベツはぴったりですし、
昼食時はキャベツから食べることで血糖値の上昇がゆるやかになり、
午後に眠くなるという事態を防ぐことができます。
夜は一番カロリーを抑えて消化の負担も減らしたいタイミング。
キャベツをたっぷり食べることで全体量を減らせます。

朝キャベツは体内時計を整える

朝は食物繊維を摂ると腸内環境が整う時間帯。また、起床後１時間以内の朝食は体内時計をリセットし、体温や代謝を高める効果も。

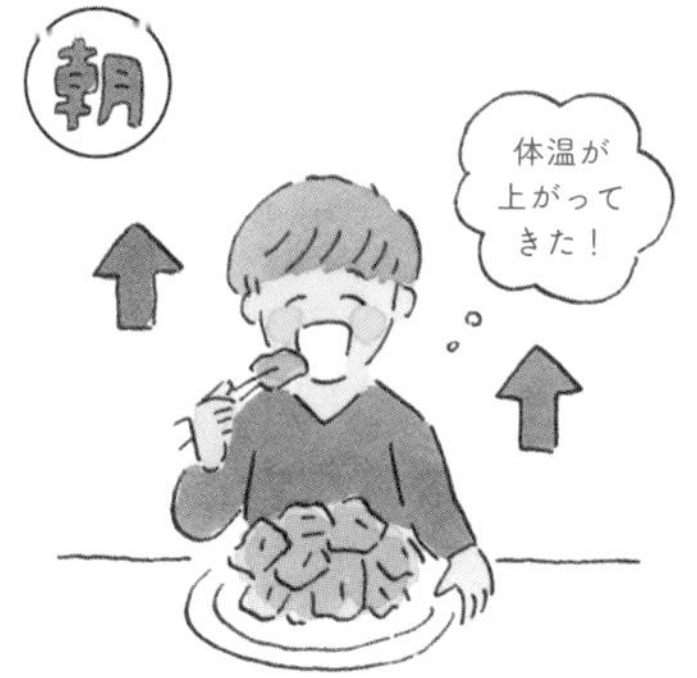
朝
体温が上がってきた！

昼キャベツは午後のパフォーマンスアップ

ボリューム満点のランチは食後に眠くなる場合も。最初にキャベツを食べることで血糖値の上昇がゆるやかになり、眠気防止に。

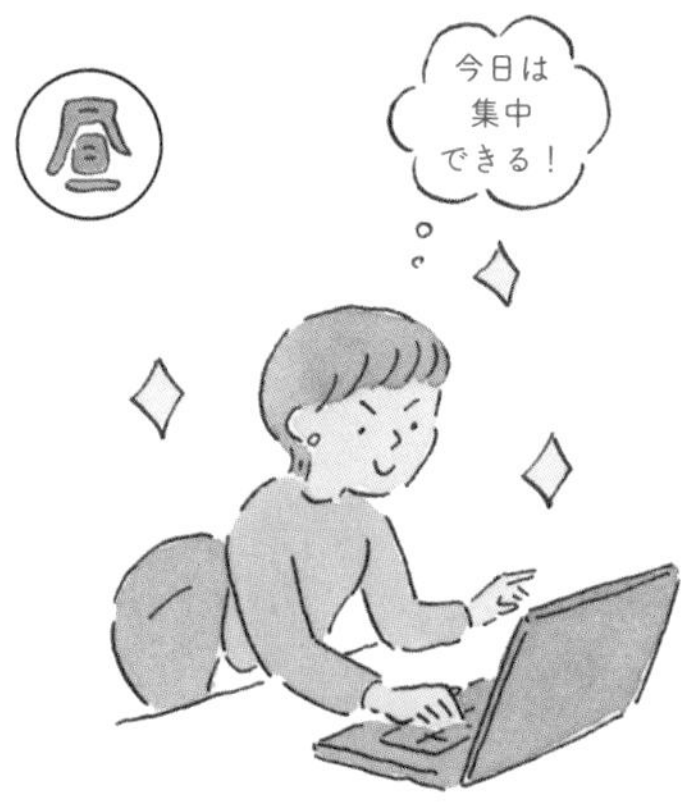
昼
今日は集中できる！

夜キャベツはダイエットに

健康のために夕食は低脂質、低糖質で消化を助けるものにしたい。キャベツでお腹を満たすと、余計に高カロリーなものを食べるリスクが減る。

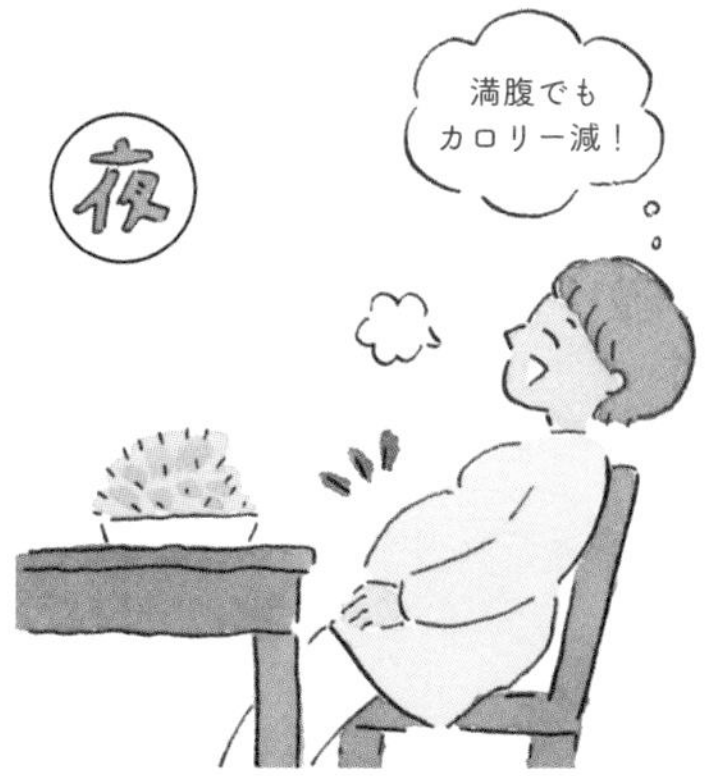
夜
満腹でもカロリー減！

血糖値の急上昇は腎臓を傷める

腎臓のフィルターを担っている糸球体は毛細血管が毛玉のように集中しており、

血管の状態は腎臓の鏡

だと言えます。

砂糖や小麦製品など糖質を摂りすぎると血糖値が急上昇します。

血液中の糖の量が多いと、血管の内側が傷ついていきます。

血液は腎臓まで運ばれ、糸球体の中でろ過をして、老廃物を尿と一緒に排出していますが、血管が傷つくと、ろ過機能が低下。うまくデトックスできなくなります。

腎臓のフィルターは繊細

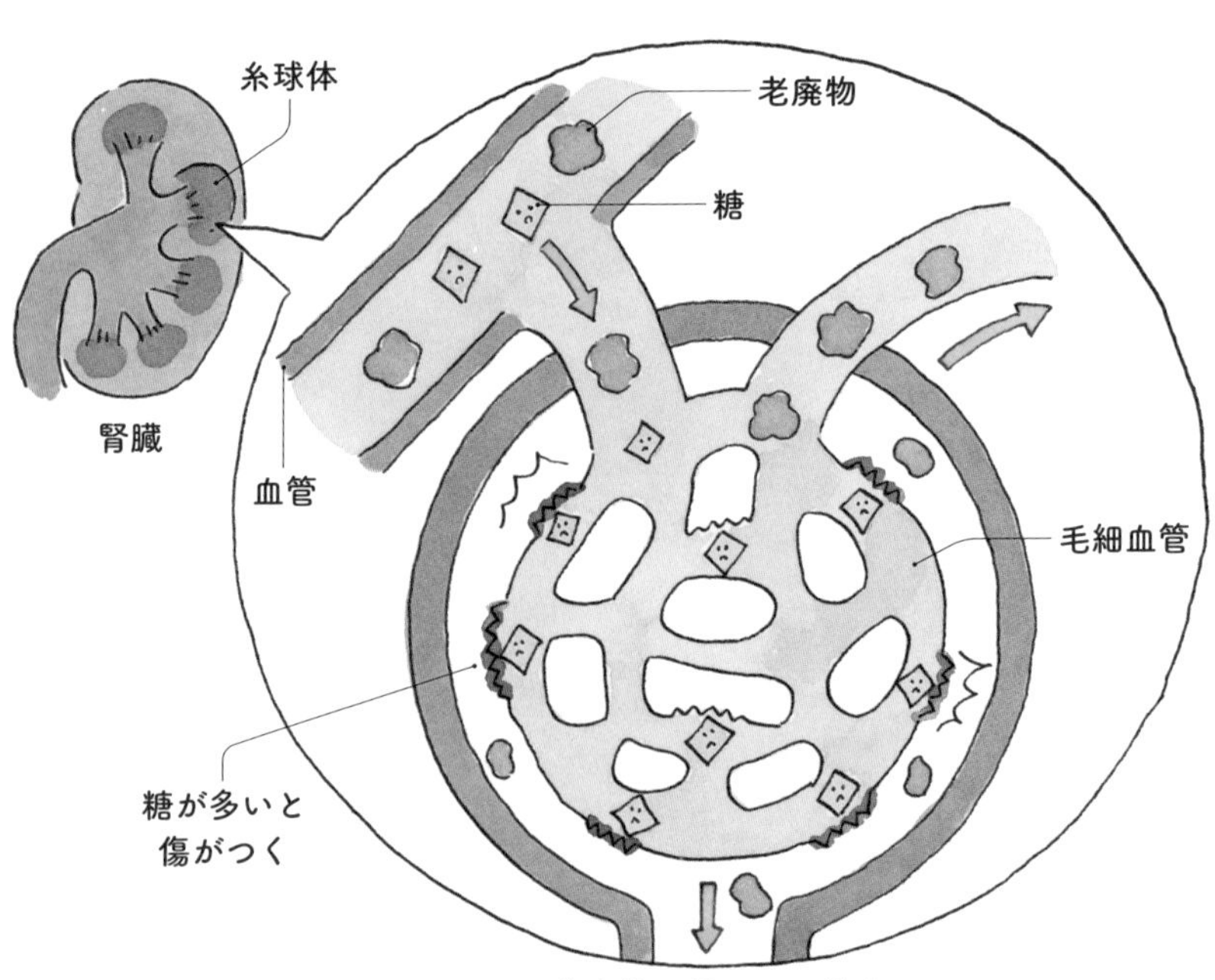
老廃物は尿として排出

血糖値上昇のイメージ

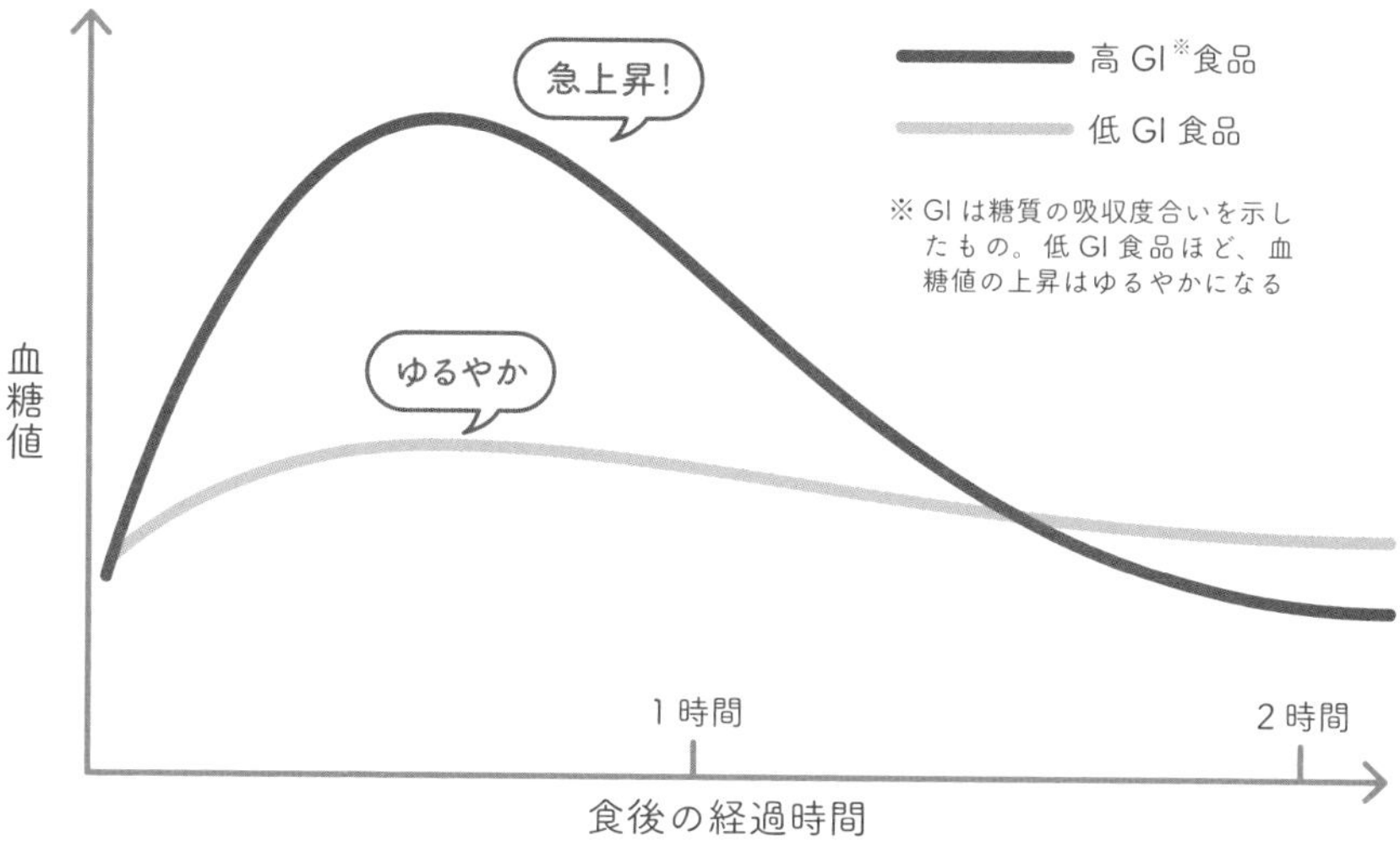

※GIは糖質の吸収度合いを示したもの。低GI食品ほど、血糖値の上昇はゆるやかになる

つまり、血糖コントロールは
腎臓を健康に保つのに不可欠なのです。
また、血糖をコントロールするには
野菜から食べることが必要なので、
食物繊維の摂取量がアップ。
食物繊維は腸内環境を
整える効果も高く、
自然と腸活にもつながり、
体のデトックス機能も高まります。
腸の状態がよくなると
・食物からの栄養の吸収が増す
・肝臓の負担が減って免疫機能が高まる
・脳の働きがよくなる
・肌トラブルが軽減する
・アレルギー予防になる
・鉄の吸収率がアップする
など、いいことづくめなのです。

だる抜け
10か条
その9

食事代わりにプロテイン！は腎への負担になることも

タンパク質は体を作る材料となる大切な栄養素です。最近はプロテインドリンクを飲む人も多いですが、毎日同じプロテインを飲み続けると、アレルギーを起こす可能性も。ドリンクはあくまで補助ととらえて、基本的には

魚介類や肉、大豆など食事で摂取しましょう。

ただ、動物性タンパク質に含まれるメチオニンは腎臓に負担をかけるので、動物性タンパク質に偏らず、植物性のタンパク質も摂り入れること。消化できる量も個人差が大きく、自分の消化能力を超えているとくさい便が出たり、お腹が張ったりします。体の状態を確認して、自分に合った量を摂るようにしましょう。

腎はオーバーワークに

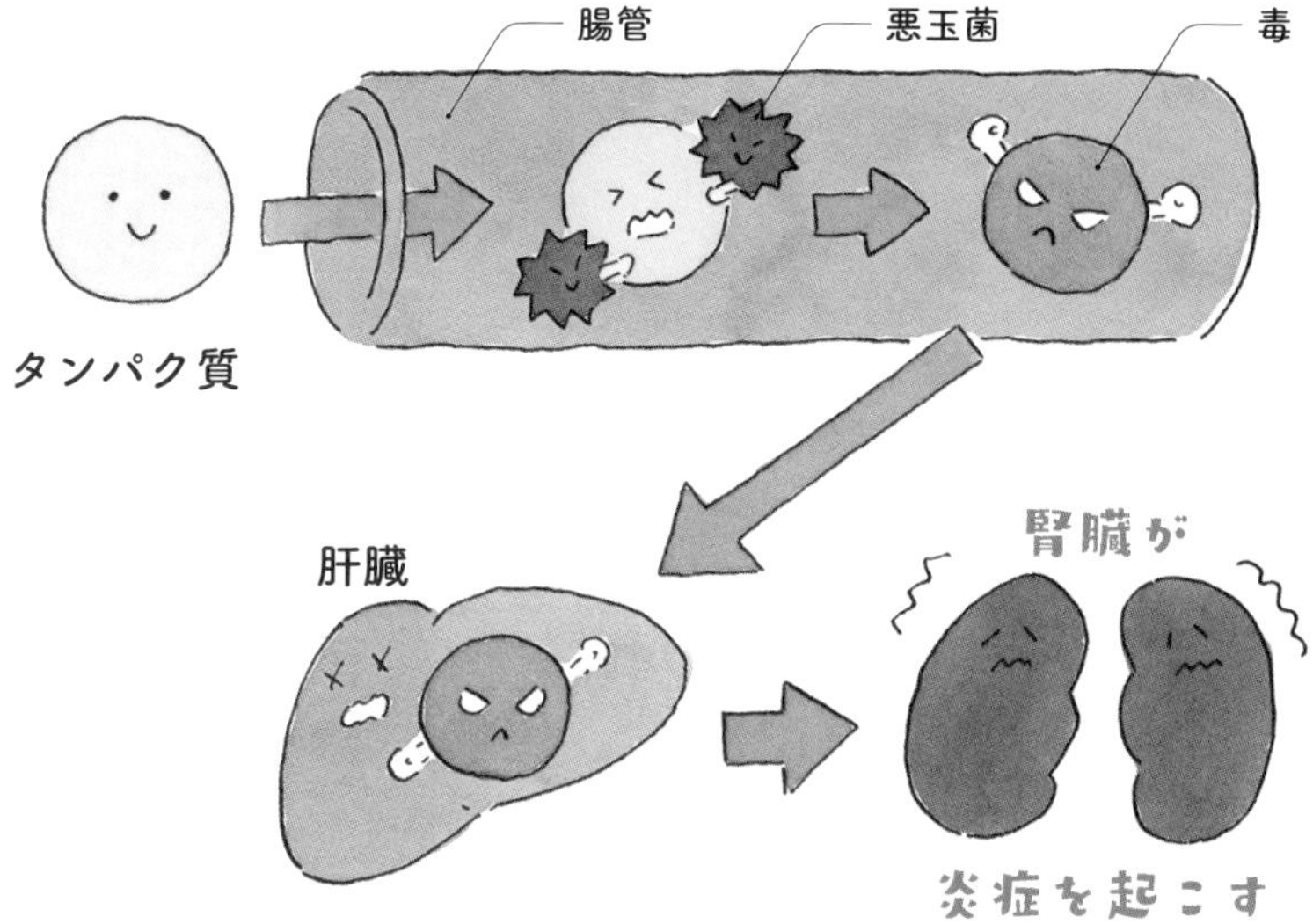

タンパク質の過剰摂取は、腸内で悪玉菌によってインドールなどの腐敗物質を作り出す。肝臓ではアンモニアの無毒化も必要となり、腸、肝臓、腎臓に悪影響を与える。

腎陰虚に注意！

腎陰虚とは、中医学から見て腎が弱っている状態のこと。現代医学で言うと疲労感や記憶障害、睡眠障害、抜け毛、寝汗、微熱など副腎疲労と同じような症状が起こります。こういうときは毒をためる食事を控えデトックスを促す食事を摂ること。十分な睡眠時間の確保、日光を浴びる、適度な運動をするなど基本的なことを大切にしてください。

だる抜け
10か条
その10

いつでもデトックスできる体になる

デトックスできる体になるには、
毒素をため込まないこと、そして取り入れないことが大切です。
PART1でお話ししたように、現代社会は毒を取り込みやすい時代。
どれだけ気を付けていても有害物質を取り入れてしまったり、
お肉の食べすぎでアンモニアなどの有害物質が
体内で作り出されたりすることがあります。
そうした有害物質をスムーズに排出できるよう、
つねに**解毒力**を高めておきましょう。
コスパに続いてタイパという言葉も一般的になってきましたが、
今は何でも効率よく済むことが重要視されます。
その代償として頼ることになるのが化学物質です。
それによって気が付かないうちに、ホルモンバランスをはじめ、免疫系や神経系にも不調を感じる機会が増えています。
一般的にホルモンとは内分泌腺で作られ、
微量で体の生理的な機能を調整する化学物質のこと。
代表的なホルモンにはインスリンや甲状腺ホルモン、
エストロゲンやテストステロンなどがあります。
一方で環境ホルモンという環境中に存在する化学物質があるのですが
体内に入ってホルモンと同じようにふるまうことから
「環境ホルモン」と呼ばれています。
プラスチック製品やパラベンなどの保存料、
ダイオキシンや米に多いカドミウムなど、さまざまなものがあります。
これらは食事や呼吸といったさまざまな経路で体内に侵入し、
本来のホルモンの働きを邪魔するのです。腎活をするときは
環境ホルモンの影響を抑えるためにも、なるべくプラスチック容器や
合成香料を配合した洗剤、芳香剤は控えましょう。
どの時代にも、環境から得られるメリットとデメリットが存在します。
今がどういう時代なのかを把握し、自分がどう生きたいかを明確にし、
時代に合わせた体作りをしていきましょう。

デトックス体質を作る！
腎活のススメ

1
腎臓に負担がかかる食を改善

食生活を整えることは体質改善に大きな効果を発揮します。腎活につながる食物繊維の量を増やし、糖質と脂質は少なめを心がけて。

食物繊維多＆脂質・糖質少

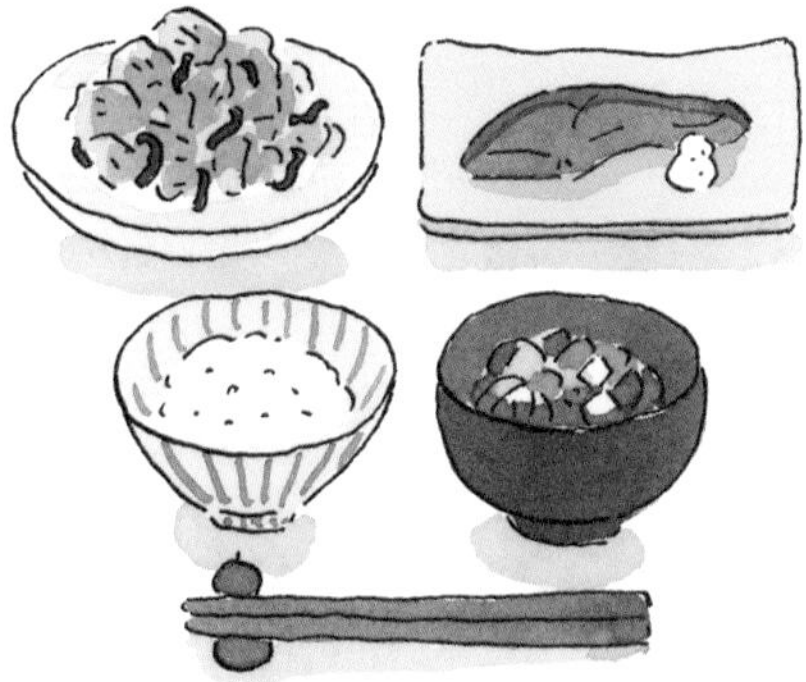

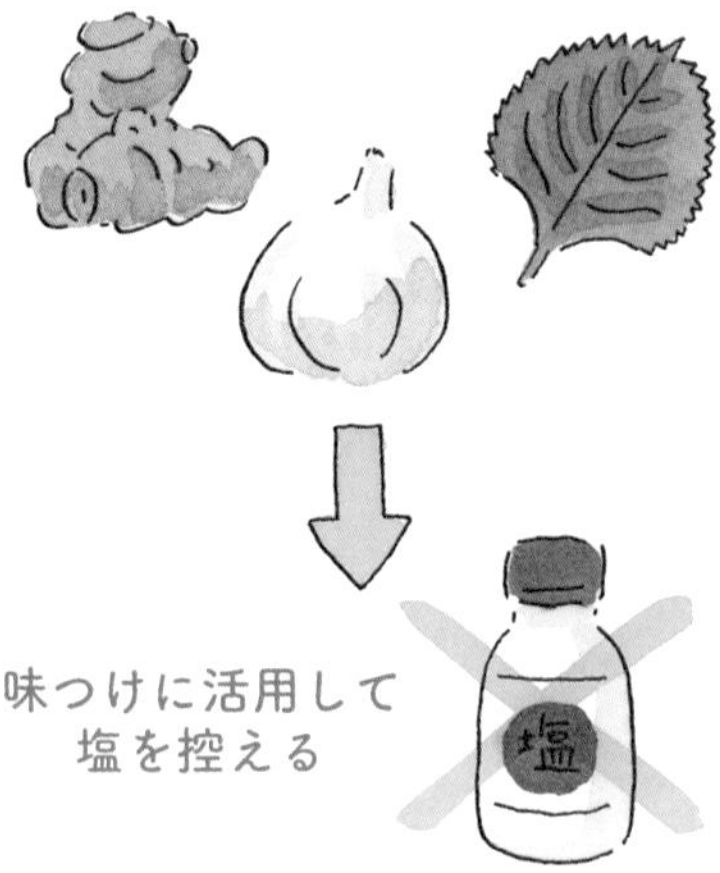

2
香味野菜を活用

しょうがやにんにく、大葉といった香味野菜は、料理に風味を与えてくれます。味つけに活用することで自然と塩分控えめに。

3
酢を1日大さじ1

疲労回復、血糖や血圧を下げる作用のある酢は、積極的に摂りたい調味料の1つ。1日大さじ1杯分ほど、毎日摂るよう心がけてみて。

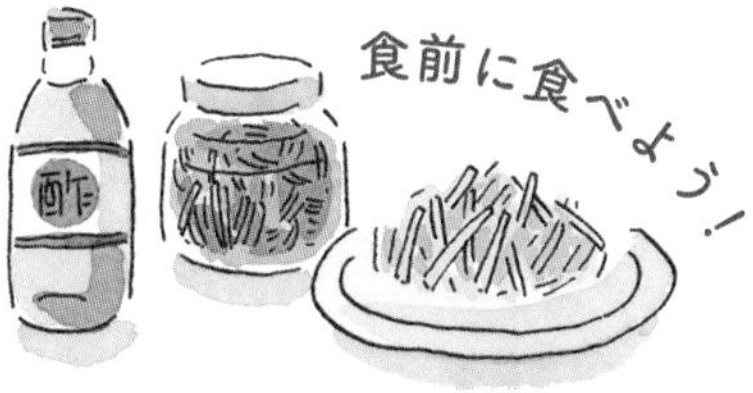

オススメは酢しょうが

みじん切りにしたしょうがを電子レンジで温め、酢につけた「酢しょうが」は、血糖、血圧、血流を整えます。胃酸の分泌を促し消化を促進。代謝を上げる効果もあります。

4
汁ものは1日1杯

みそ汁などの汁物には、1杯あたり平均1.5gと、意外と塩分が多く含まれます。塩分過多を避けるため、1日1杯または減塩スープに。

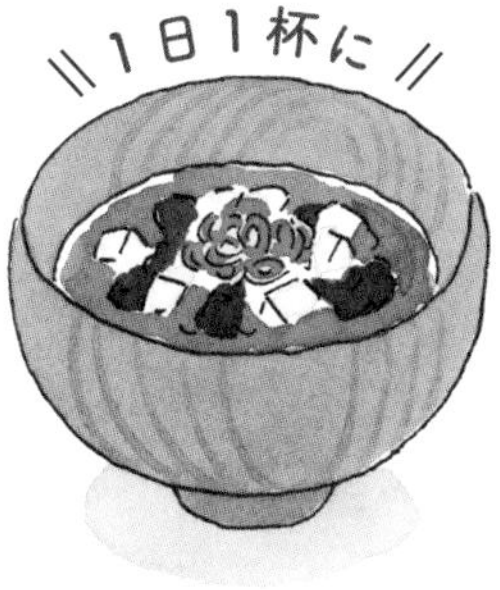

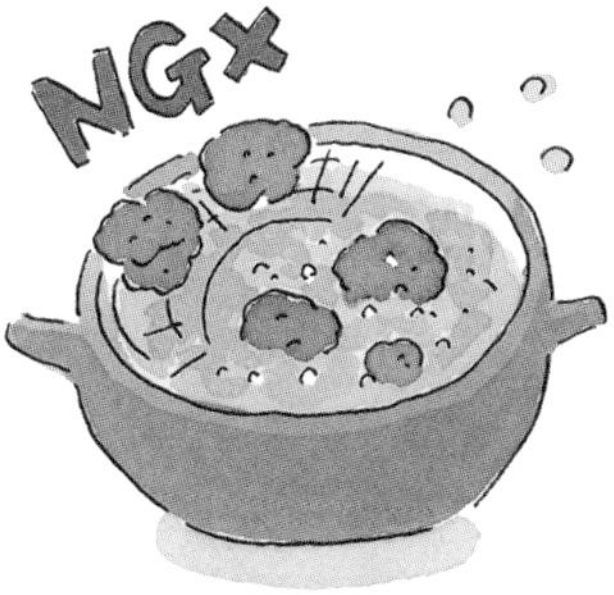

5
高温調理を控える

炒める、揚げるといった高温調理は、老化の元になるAGEsを作り出します。調理するなら煮る、蒸すといった方法を中心にするとGood。

Column

細胞修復でいつまでも元気でだるさと無縁生活を

細胞を元気にするカギはミトコンドリア

私たちの体は約37兆個の細胞でできていて、新陳代謝をくり返しています。腰が痛い、肌が荒れる、便秘がちといった不調が体に現れるとき、それはその部分の細胞に何らかの異常が起きている状態だと言えます。

細胞の健康状態の決め手となるのがミトコンドリア。ミトコンドリアは細胞1つひとつに数百～数千個も含まれており、新陳代謝や体を動かすために必要なエネルギーを作っています。強いストレスはミトコンドリアにもダメージを与え、疲労や病気などの原因となります。ミトコンドリアの活性を高める方法として4つが一般的です。空腹、有酸素運動、良質な睡眠、そして寒さです。

寒さによる刺激は住んでいる地域や環境によるので取り入れるのは難しいですが、お腹が空いてから食べることで空腹を感じる時間をもつ、ジョギングなど適度に体を動かす、毎日なるべく早くベッドに入り、夜はしっかり眠るといったことは実践しやすいでしょう。

細胞は修復できる

近年の研究で、「オートファジー」と「サーチュイン（若返り）遺伝子」が細胞の修復と再生に関わっていることがわかってきました。これらの活性を高めれば、活性酸素をたくさん作り出す不良ミトコンドリアを取り除いたり、細胞の老化を防いだりできます。

オートファジーを活性化する食材には、以下のようなものがあります。例えば緑茶のカテキン、えびや鮭に含まれるアスタキサンチン、大豆製品や発酵食品に含まれるスペルミジンなど。また、カロリー制限と、高脂肪な食事を控えることも役立ちます。

細胞レベルで元気にするもの

オートファジー活性

食材
- カテキン（緑茶）
- スペルミジン（大豆製品・発酵食品）
- アスタキサンチン（えび・鮭）

行動
- 高脂肪食品を控えること

（オートファジー活性・サーチュイン活性 共通）

食材
- ウロリチン（ざくろ・くるみ）
- レスベラトロール（赤ワイン・落花生）
- グルコサミン（カニ・えび）

行動
- カロリー制限

サーチュイン活性

食材
- NMN（アボカド・枝豆）

行動
- 運動
- 寒さ

サーチュイン遺伝子を活性するには、アボカドや枝豆に含まれるNMN（ビタミンB_3の一種）が有効ですが、すごく少量なので、やはりカロリー制限と運動は欠かせません。

ちなみに赤ワインや落花生に含まれるレスベラトロール、カニやえびに含まれるグルコサミン、ざくろやくるみの代謝物ウロリチンという成分は、オートファジー、サーチュイン遺伝子をともに活性化してくれるため、細胞レベルで若々しくいたい人には注目されている成分です。

ミトコンドリアの量や質、オートファジー、サーチュイン遺伝子の活性は加齢に伴い誰でも衰えてくるところなので、食薬に加えてサプリメントによるアプローチで、補助的に取り入れるのもオススメです。

腎と食薬

本書ではキャベツを中心に、腎を整える食材とその方法を紹介してきました。食事を通して不調を治すこと、それが食薬です。漢方医学では数千年にわたり蓄積されてきたデータを元に、舌や顔色などを見て感覚的に体調を分析する「四診」を使って体の状態を把握し、気候、環境の変化に柔軟に対応して治療を行いますが、古代に発展した医学であるためエビデンスに乏しいのも事実。一方、現代では研究が進み、どうすれば健康が保てるか、どういう栄養素が役立つかなど、さまざまなことが明らかになってきました。ですから私がオススメするのは、漢方医学を元に仮説を立て、その根拠を現代医学で埋めていくこと。本書でも経験則だけに頼らず、現代バージョンにアップデートさせたものをお届けしています。食薬は家の中で行うことですから、言ってみれば古代と同じ。「遺伝だから」と諦めず、生活習慣や食習慣を見直すことで、必ず体は変わっていきますよ。

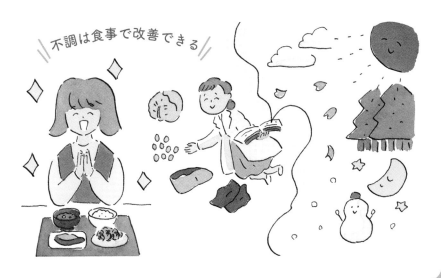

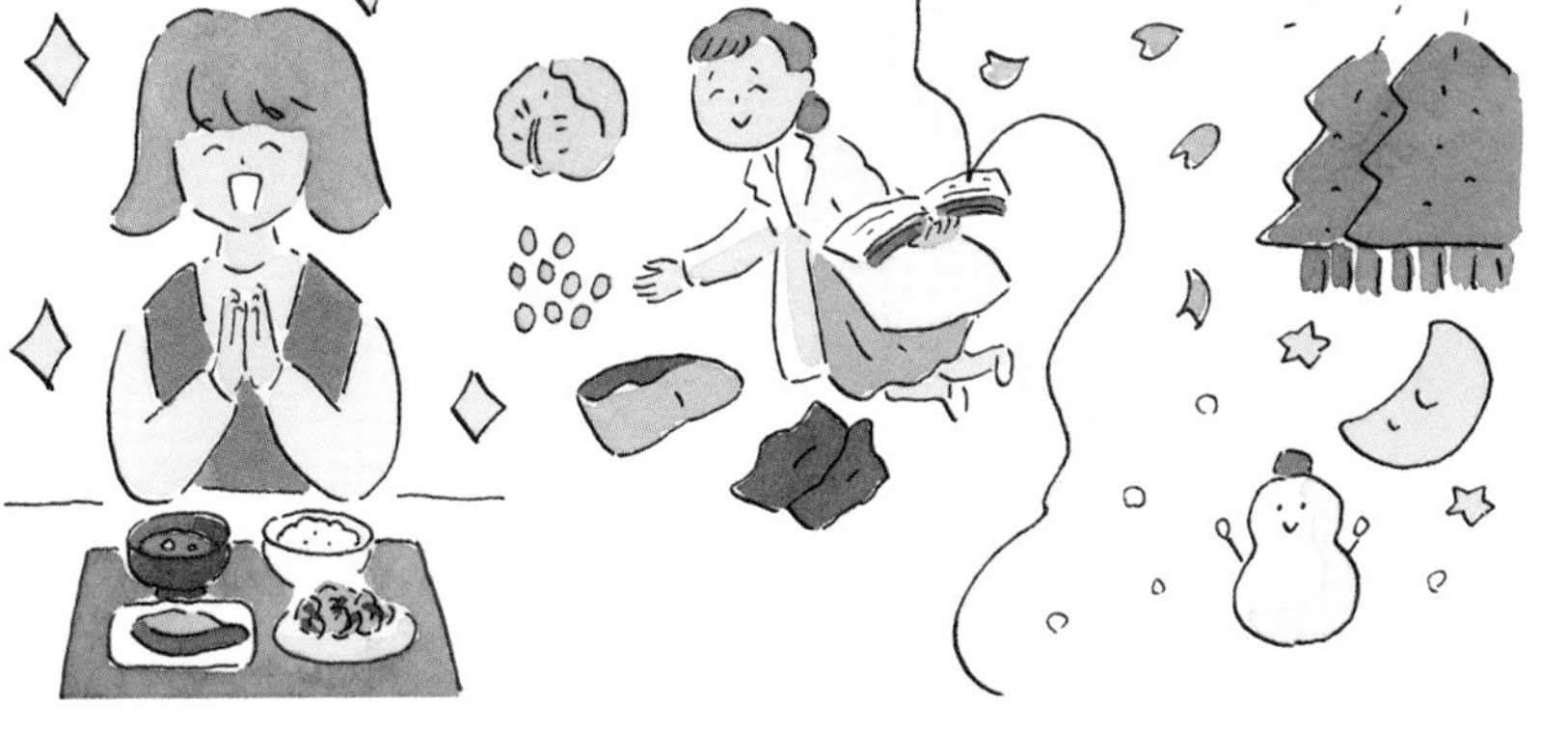

おわりに

腎活・デトックスということでお話しさせていただきましたが、本書の内容は、**長年にわたる悩みを「キャベツの力によって解決した実体験」**を元に考察した内容です。

最後までお読みいただいた方は、いかに今の世の中が食の選択肢も多く、体にとって害を及ぼすものも多いかということが、おわかりいただけたのではないでしょうか。**この世界で生きている限り、呼吸をし、食事をしているだけで体に毒素がたまってしまうことを前提として生活していく必要があります。**

そういったことを何も知らないままでは、体に毒素がたまる一方です。ミトコンドリアや内分泌系、免疫系、神経系などにも影響を及ぼし、元気でいるための体のしくみが壊されてしまう可能性があります。

ただ、知識を身に付けることをみなさんに強要したいわけではありません。**「こんな選択肢もある」ということを知っていただきたいのです。**

特に女性は月経周期、年代に加えて、こういった環境にさらされ続けることで、長期的にホルモン分泌の変化に翻弄されることになります。知識がないということは、荒れた雨雲の中を飛行機で安全に運航し続けるくらい困難です。

健康を維持し続けるためには、体のこと、環境や利便性を高める化学物質のことをよく理解し、メリットとデメリットを考え、日々生じる食事や運動、睡眠などに関わる小さな選択を自分の意思で決定することが必要となります。

まずは、大枠を理解すること、今の体の状態を把握すること、それに対してどんなスタイルでいるかを検討し、行動することが大事です。

環境や周りの人、趣味嗜好に感覚的に流されるのではなく、自分の意志や目的をもち、行動することが大切。基礎知識を付ければ、自分主導である程度体をコントロールできます。何も知らずに生きていて、気が付いたら取り返しのつかない病気になっていたという結果にはなってほしくありません。

また、健康になろうと急にストイックになり、急激にやせたり、筋肉を付けたり、オーガニックに偏ったり、極度の糖質制限をしたりと、今までの行動と大きく異なる行動もストレスになるので、控えていただけるとうれしいです。もしそういった行動をしているとしたら、それは長続きしません。すぐに元の生活に戻ってしまい、長期的に見ると無意味だったり、反動でマイナスになったりすることまであり得るからです。

自分の治癒力を高めるためには、一時的に食事や行動を変えても何の意味もありません。キャベツを含め、**この食材を1回食べるだけで体が解毒されるといった、魔法のような食材はないからです。**もしあるとしたら、それは医薬品と変わりないほど、副作用もあり注意すべき食材でしょう。

通常、治癒力を高め、自分の健康状態を大幅に向上させたいと考えるのであれば、体の基礎を作るために、行動習慣を大きく変化させることがどうしても必要不可欠です。健康は習慣から構築されるものだからです。

ただ、〇〇すべき、〇〇しなければといったガチガチの型にはめられた健康法は、よほどモチベーションを維持できる人以外には非現実的と言えます。

また、食事には、食べるという目的以外にも、幸せを感じたり、コミュニケー

ションツールの役割があったりと、健康以外の目的もありますよね。

そういった楽しみを忘れるような食事法、健康法では、元も子もありません。健康な心と体を長期的な目線で作るためにもっとも効果的なのは、無理をしないレベルで苦にならない、とりあえずの一歩を踏み出してみた程度のステップアップです。

だから本書では、最低限の知識と、行動のファーストステップを紹介してきました。**コスパもよく、もっともシンプルで、誰でも始められる習慣です。**

今回紹介した「キャベツ」という食薬を入り口として、健康に対する意識を少しずつ広げながら継続したり、体調に自信がないときに思い出し、体をリセットする知識としてストックしたりしていただけるとうれしいです。

みなさまのこれから先の未来に、『今が自分史上最高！』と言える日が増えますように。

大久保愛

大久保愛（おおくぼ・あい）

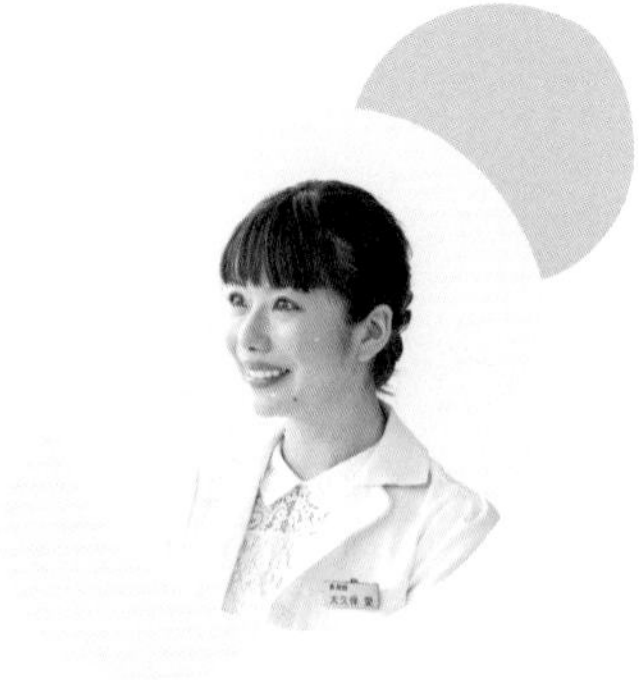

食薬の第一人者、漢方薬剤師、国際中医美容師、国際中医師、食薬アドバイザー、薬膳料理家。昭和大学薬学部生薬学・植物薬品化学研究室卒業。秋田の山で薬草や山菜を採りながら育ち、漢方や薬膳に興味を持ちアトピー性皮膚炎を治す。北京中医薬大学で漢方・薬膳・東洋の美容などを学び、日本人初の国際中医美容師資格を取得。漢方薬局、調剤薬局、エステなどの経営を経て未病を治す専門家として活躍。サプリや化粧品の開発・薬膳レシピ開発・出版・企業コンサルティングなどに携わる。年間2000人以上の漢方相談に応えてきた実績をもとにAIを活用したオンライン漢方・食薬相談システム『CrowdSalon®（クラウドサロン）』を開発し特許取得。『食薬アドバイザー®』資格養成、食薬を手軽に楽しめる「あいかこまち®」シリーズの展開などを行う。著書『心がバテない食薬習慣』（ディスカヴァー・トゥエンティワン）は発売1か月で7万部突破のベストセラーに。『心と体が強くなる！食薬ごはん』（宝島社）、『女性の「なんとなく不調」に効く食薬事典』（KADOKAWA）、『不調がどんどん消えていく お悩み別 食薬ごはん便利帖』（世界文化社）、『すっきりしない不調を改善 組み合わせ食薬』（WAVE出版）、『クスリごはん 食薬スープ』（リベラル社）など著書多数。

だるいの原因は腎だった！

だる抜け　ズボラ腎活

著　者　大久保愛

2024年6月10日　初版発行

発行者　横内正昭
編集人　青柳有紀

発行所　株式会社ワニブックス
〒150-8482
東京都渋谷区恵比寿4-4-9　えびす大黒ビル
ワニブックスHP　http://www.wani.co.jp/
（お問い合わせはメールで受け付けております
HPより「お問い合わせ」へお進みください）
※内容によりましてはお答えできない場合がございます。

印刷所　TOPPAN株式会社
製本所　ナショナル製本

　ISBN 987-4-8470-7437-0

装丁・本文デザイン／相原真理子
撮影／長谷川梓
写真提供／ピクスタ（P10ささざわ・プロモリンク、P40MO2、P44大沢長与、P46mao、P72ぱぱ〜ん）
スタイリング・調理／脇田朋子
イラスト／こんどうしず
執筆協力／西島恵
校正／深澤晴彦
編集／野秋真紀子・岡田直子
（ヴュー企画）
編集統括／吉本光里（ワニブックス）